Qigong

ECON Esoterik

Zum Buch:

»Viele Menschen spüren heute ein zunehmendes Unbehagen an einer krank machenden Zivilisation, durch welche sie der Natur und sich selbst entfremdet werden.«
Dies sagt Jian-min Wang, Autor eines Buches, das sich vorgenommen hat, dem Leser zu innerer Harmonie für Seele und Körper zu verhelfen. Ausführlich geht der Autor auf Geschichte, Philosophie und Heilkraft von Qigong ein und bringt dem Leser die über 4000 Jahre alte chinesische Heilmethode nahe.

Zum Autor:

Jian-min Wang hat in den neun Jahren seiner Lehrtätigkeit in Deutschland ungefähr 5000 Menschen das Qigong gelehrt.
Er lebt und arbeitet in Düsseldorf.

Jian-min Wang

QIGONG

Neue Harmonie für
Seele und Körper

ECON Taschenbuch Verlag

Ich möchte mich ganz herzlich bei Frau Polland bedanken, die mir von Anfang an bei der Realisierung meines Buches geholfen und auch die Fotografien meiner Qigong-Übungen gemacht hat.
Herzlichen Dank auch Herrn Dr. Weigui Fang, der mein Buch ins Deutsche übersetzte. Danksagen möchte ich auch Frau Jing Heberer und Herrn Prof. Dr. Thomas Heberer, die mir bei der Entstehung des Buches geholfen haben.
Meiner Lektorin Heike Neumann herzlichen Dank für ihre Unterstützung.

Veröffentlicht im ECON Taschenbuch Verlag
Originalausgabe
© 1996 by ECON Verlag GmbH, Düsseldorf
Umschlaggestaltung: Init, Bielefeld
Titelabbildung: U. Roth
Lektorat: Luise Polland
Gesetzt aus der Baskerville und Meta
Satz: HEVO GmbH, Dortmund
Druck und Bindearbeiten: Ebner Ulm
Printed in Germany
ISBN 3-612-27965-3

Inhalt

Vorwort 11

Kapitel I
Die weltanschaulichen Grundlagen des Qigong 16

1. Gesamtüberblick. 16
2. Der Bedeutungsgehalt des Begriffes »QI« 17
3. Die Yin-Yang-Philosophie und die
   Fünf-Elementenlehre 18
4. Das chinesische Menschenbild 22
5. Das Wesen des Qigong. 23

Kapitel II
Qigong im Wandel der chinesischen Geschichte   29

1. Der zeitliche Ursprung des Qigong 29
   *Entspannungsmethoden der vorgeschichtlichen
   Urgemeinschaft. ....* 29
   Erste schriftliche Zeugnisse des Qigong 31

2. Die wichtigsten philosophischen Schulen und
   ihre grundlegende Bedeutung für die historische
   Entwicklung des Qigong 32
   Das taoistische Qigong 33
   Das konfuzianische Qigong 35
   Das buddhistische Qigong 37
   *Die Verschmelzung der drei dominierenden
   Qigong-Schulen im Neokonfuzianismus* 38

3. Überblick über die Entwicklung des Qigong
   vom chinesischen Altertum bis zur Neuzeit.... 39
   *Die Zeit der Frühlings- und Herbstperiode
   (Chun-guo-Zeit: 722 bis 481 v. u. Z.)* 39
   *Die Zeit der Streitenden Reiche
   Die Frühe (Westliche) Han-Dynastie
   (206 v. u. Z. bis 9 u. Z.)* 41
   Die Späte (Östliche) Han-Dynastie (24 bis 220) 41
   *Die Zeit der Sechs Dynastien
   (Liu-chao-Zeit: 222 bis 581)* 43
   *Die Sui- (581 bis 618) und die Tang-Dynastie
   (618 bis 906)* 44
   *Die Fünf Dynastien und die Zehn Staaten
   (906 bis 960)* 44
   Die Song-Dynastie (960 bis 1280) 45
   Die Yuan-Dynastie (1280 bis 1368) 45
   Die Ming-Dynastie (1368 bis 1644) 46
   Die Qing-Dynastie (1644 bis 1911) 46
   Die Zeit von 1911 bis heute 47
   *Der Wert des Qigong für die moderne
   Industriegesellschaft* 48

Kapitel III
Qigong als Weg zur Gesundheit und zu einem langen Leben 51

1. Qigong als Disziplin der traditionellen chinesischen Medizin 51

2. Die Lehre von den Meridianen 53

3. Die Grundprinzipien der Qigong-Methode 57
   Regulierung des Bewußtseins 58
   – Die Yi-shou-Prinzipien 59
   – Die Methoden des Yi-shou 61
   – Drei Phasen in die Ruhe 63
   Regulierung des Atems 64
   – Natürlicher Atem 65
   – Tiefer und langer Atem 66
   – Atem mit Bauchbewegung 66
   – Fötusartiger Atem 67
   Regulierung des Körpers 69
   – Die stehende Stellung 70
   – Die sitzende Stellung 70
   – Die liegende Stellung 72
   – Die gehende Stellung 73

4. Die Wirkung des Qigong auf den Organismus 74
   Atmungsorgan 75
   Blutkreislaufsystem 76
   Gehirn – Zentralnervensystem 77
   Verdauungssystem 79
   Blutbestandteile 79

Praktischer Teil
12 Qigong-Übungen 81
- *Vorbereitung*............................ 81
- *Körperhaltung* 81
- *Mentale Vorbereitung* 82
- *Atmung*................................. 82

Übungen..................................... 83
  Erste Übung............................ 83
  Zweite Übung........................... 85
  Dritte Übung 87
  Vierte Übung 89
  Fünfte Übung........................... 91
  Sechste Übung.......................... 93
  Siebte Übung 95
  Achte Übung............................ 97
  Neunte Übung 99
  Zehnte Übung........................... 101
  Elfte Übung............................. 103
  Zwölfte Übung.......................... 107
  QI-Wahrnehmung 115

Nutze das wissenschaftliche Prinzip der chinesischen Qigong-Übung zur Wohltat und Gesundheit der Menschen.

NEI LI

应用中国气功的科学原理，造福人类健康事业！

聂力

九六年元月

Vorwort

In diesem Buch möchte ich einem deutschen Lesepublikum QIGONG, eine über 4000 Jahre alte chinesische Heilmethode, vorstellen. Nun werden Sie sich fragen, ob diese traditionelle Therapie wohl für einen Europäer, der in einer von moderner Wissenschaft und Technik geprägten Kultur aufgewachsen ist, von irgendeinem Interesse sein könnte. Erscheint es doch geradezu absurd, an die Anfänge der Medizin zurückzukehren, anstatt bei gesundheitlichen Störungen ein differenziertes Fachwissen zu Rate zu ziehen und auf alle technischen Hilfsmittel zur Diagnostik sowie Medikamente zur Therapie zu vertrauen. Es scheint nur eine bejahende Antwort auf diese Frage zu geben – kann man doch den wissenschaftlich-technischen Fortschritt nicht einfach ignorieren.
Und doch kommen immer mehr Menschen zu mir, um Qigong zu erlernen. In den neun Jahren meiner Lehrtätigkeit in Deutschland haben etwa 5000 Menschen an meinen Qigong-Kursen teilgenommen, und immer wieder wurde die Bitte an mich herangetragen, ein Buch über diese Therapie zu schreiben, da man eine authentische, von einem Chinesen verfaßte Belehrung über diese alte chinesische Heilmethode wünschte. Offensichtlich spüren heute viele Menschen ein zunehmen-

des Unbehagen an einer krank machenden Zivilisation, durch welche sie der Natur und sich selbst entfremdet werden. Sollte die natürliche, ganzheitliche Medizin der Chinesen, die sich auf jahrtausendealte Erfahrung stützt, nicht doch in vielen Fällen eine Alternative zur modernen westlichen Schulmedizin sein?

Welch eine lebenswichtige Bedeutung die Ausübung von Qigong gewinnen kann, mag meine persönliche Geschichte verdeutlichen. – Als kleines Kind hatte ich selbst keine gute Gesundheit. Ich litt an Allergien, die durch Medikamente nicht geheilt werden konnten. In der Grundschule begann ich dann, neben anderen Sportarten auch Gong-Fu, Tai-Ji-Quan und Qigong zu üben. Nach einer gewissen Zeit fühlte ich mich sehr wohl, die Allergien klangen ab, und meine Gesundheit stabilisierte sich. – Dies war meine erste Begegnung mit der heilenden Wirkung von Qigong.

Die zweite bedeutsame Erfahrung mit Qigong machte ich ein paar Jahre später. Als ich etwa acht Jahre alt war, begann eine seltsame Phase meiner Entwicklung. Ich spürte eine besondere Energie in meinen Händen. So konnte ich z. B. meiner Mutter, wenn sie Kopfschmerzen oder Fieber hatte, ihre Beschwerden in kurzer Zeit nehmen, wenn ich ihr die Hände auf die Stirn legte. Meine Hände spielten mir aber auch oft, ohne daß es mir klar war, einen Streich. Ich war damals in einer Internatsschule. Meine Mitschüler bekamen von ihren Verwandten häufig Süßigkeiten geschenkt. Mit traumwandlerischer Sicherheit spürten meine Hände jedes Versteck auf, und ich verzehrte ohne jedes Unrechtsbewußtsein, was meine Hände gefunden hatten. Natürlich konnte das nicht lange unbemerkt bleiben. Unsere Lebenslehrerin (Erzieherin) stellte mich zur

Rede, und als ich mit meinen Beutezügen nicht aufhörte, bezeichnete sie mich schließlich als Dieb und benachrichtigte meine Eltern. Von diesen wurde ich hart bestraft. Ich erinnere mich daran, daß ich zunächst überhaupt nicht begriff, was mit mir geschah, hatten meine Hände doch selbständig ohne mein Bewußtsein agiert.

Die erzieherischen Maßnahmen der Erwachsenen bewirkten schließlich bei mir eine tiefe Unsicherheit. Ich bekam Angst vor meinen Händen, und nach etwa zwei Jahren ängstlicher Zurückhaltung fühlten meine Hände nichts mehr. Ich hatte meine Fähigkeit verloren. Aber als Folge dieser Entzweiung meiner Natur wurde ich nun wieder sehr krank und mußte mehrere Monate wegen einer Leberkrankheit im Krankenhaus verbringen. – Dort beobachtete ich ältere Leute beim Üben von Qigong. Zwei Meister aus Beijing zeigten mir die Figuren und ließen mich mit den Erwachsenen üben. Sie erkannten meine Begabung und hielten mich an, jeden Tag zu trainieren, was ich auch mit viel Freude machte. Ich wurde schnell wieder gesund und konnte zwei Monate früher als vorgesehen die Klinik verlassen.

Was hatte sich da mit mir ereignet? Die Ursache meiner Krankheit war zweifellos eine tiefgreifende Störung meiner Natur durch die Unterdrückung einer Fähigkeit, die zu meinem Wesen gehörte. Meine rasche Genesung durch die Qigong-Übungen gibt nun einen ersten Aufschluß darüber, worin die heilende Wirkung dieser Übungen besteht: Es ist die Wiederherstellung der inneren Harmonie durch die meditativen Qigong-Bewegungen, durch die Krankheiten geheilt werden können.

Richtungweisend für mein ganzes Leben wurde schließlich die Begegnung mit meinem Meister, den ich 1966 im Alter von 13 Jahren traf. Die gesellschaftlichen Voraussetzungen für eine Beschäftigung mit Qigong waren damals denkbar schlecht in China. Es war die Zeit der Kulturrevolution, in der alles, was mit unserer alten Kultur und Tradition zusammenhing, hart bekämpft wurde. Meine Eltern waren beide im Gefängnis, weil sie führende Positionen in der Politik innegehabt hatten. Wir Kinder wurden gezwungen, kommunistische Versammlungen zu besuchen, die eine »Umerziehung« zum Ziel hatten, d. h., alle traditionellen Wertvorstellungen sollten zerstört werden zugunsten eines neuen Menschenideals.

Bei mir hatten sie damit aber keinen Erfolg, da mein innerer Weg vorgezeichnet war. Ich ging zu dieser Zeit oft in den Yu-Yuan-Park in der Nähe unserer Wohnung und beobachtete die Leute, die dort in der Meditation Ruhe und Entspannung suchten. Hier traf ich auch meinen Meister, der sich in einer schlimmen Lage befand, weil er seinen Beruf als Professor nicht mehr ausüben durfte. – Drei Jahre warb ich um sein Vertrauen, bis er mich endlich als seinen Schüler annahm und mir heimlich Unterricht in Qigong und Tai-Ji-Quan gab. Er führte mich in vielen Gesprächen zur Erkenntnis meiner selbst und vermittelte mir einen tiefen Einblick in das Wesen der traditionellen Bewegungskunst des Qigong. Mein Meister erkannte sofort, welche zentrale Bedeutung die Kraft meiner Hände und der Verlust dieser Energie für meine Persönlichkeitsentwicklung gehabt hatten. Er machte mir klar, daß ich ein ganz besonderes, von der Natur beschenktes Kind gewesen sei, daß ich aber kein Glück gehabt und meine Chance verloren hätte, meine besondere Fähigkeit zu entfalten, so daß ich jetzt ein ganz normaler Mensch sei. Ich müsse nun wie jeder andere auch von vorne anfangen. – Mit Hilfe der Unterweisung durch meinen Meister konnte ich die Kraft meiner Hände bis zu einem gewissen Grad wiedererlangen.

Ein wichtiger Teil seines Unterrichtes bestand in der Vermittlung der geistigen Hintergründe der Qigong-Therapie. – Man muß die chinesische Kultur und Tradition begreifen, wenn man die Übungen mit Geist erfüllen will. – So wurde Qigong für mich zu einem Lebensweg.

Es ist nun mein Anliegen, mit diesem Buch meine Erfahrungen weiterzugeben, einen Naturweg zur inneren Harmonie, zur Selbstheilung und Gesunderhaltung des Körpers zu zeigen. Wenn Qigong ein Lebensweg ist, so ist diese Methode die beste Therapie, weil man selbst verantwortlich für sich und seine Gesundheit ist und damit frei über sich entscheiden kann.

Jian-Min Wang

Kapitel I

Die weltanschaulichen Grundlagen des Qigong

1. Gesamtüberblick

Wenn ich oben sagte, Qigong sei ein Lebensweg, so kann man daraus schon ersehen, daß die Qigong-Übungen wesentlich mehr sind als eine im Westen praktizierte Krankengymnastik.

Qigong ist eine traditionelle praktische Kunst, mit Hilfe der Qi-Materie die menschliche Natur zu erkennen und zu harmonisieren. Die dem Qigong zugrundeliegende Theorie besteht zum einen aus der Lehre von der Struktur des Kosmos und dessen Veränderungsgesetzen, zum anderen behandelt sie die innere Kontrolle des menschlichen Lebenssystems, was zur medizinischen Wissenschaft führt, drittens geht es um die Praxis der Qigong-Übungen. Die hier skizzierten Blickrichtungen – Kosmos einerseits und Menschennatur andererseits – lassen schon den universellen Anspruch des Qigong erkennen, der sich aus der Auffassung von der wesensmäßigen Einheit von Mensch und Kosmos ergibt.

Qigong ist also tief verwurzelt in der traditionellen chinesischen Weltanschauung und Kultur. Ohne die Kenntnis und Verinnerlichung seiner philosophischen

Tiefendimension wird man die Besonderheit dieser Übungen nicht erfassen und dementsprechend ihre harmonisierende Wirkung kaum erfahren können.

Im folgenden sollen daher zunächst die weltanschaulichen Grundlagen des Qigong dargelegt werden. Der anschließend skizzierte Überblick über die Entwicklungsgeschichte des Qigong soll einen Einblick in dessen Zusammenhang mit der klassischen Kultur und Geistesgeschichte Chinas gewähren. Auf dieser Grundlage können dann in Kapitel III des theoretischen Teils Qigong als Disziplin der traditionellen chinesischen Medizin, die Übungsmethoden sowie die Auswirkungen des Qigong auf die Gesundheit behandelt werden.

2. Der Bedeutungsgehalt des Begriffes »Qi«

Zunächst soll der Bedeutungsgehalt des Begriffes QI erläutert werden. Qi ist ursprünglich ein philosophischer Begriff. Die Alten waren der Auffassung, daß Qi Grundursache aller Dinge im Kosmos ist. Einige Zitate aus alten Schriften mögen dies verdeutlichen. Im Handbuch der Inneren Medizin des Gelben Kaisers heißt es: »Der Anfang des Qi bedeutet Entstehung, die Ausdehnung des Qi gibt Formen, die Verbreitung des Qi bringt Fortpflanzung mit sich, das Ende des Qi heißt Änderung der Gestalt.« Dies besagt, daß Entwicklung, Fortpflanzung und Tod aller Lebewesen letztlich auf die Auswirkung des Qi zurückzuführen sind. In ähnlichem Sinne äußert Zhuangzi: »Das Leben des Menschen ist ja die Anhäufung des Qi. Ansammlung ist Leben, Entweichung ist Sterben.« Alle Dinge der Welt sind also durch die Ballung der Qi-Materie entstanden, und die Dinge werden gänzlich oder partiell zu Qi verwandelt. Daher ist unser Kosmos voll von Qi, und die Qis von Himmel und Erde vermischen sich zu einer harmonischen Einheit. Der berühmte Arzt Zhang Jinggyne aus der Ming-Dynastie wies darauf hin, daß Qi das Dao, die Essenz des Wachsens ist, alle Dinge zwischen Himmel und Erde von ihm abhängig sind und der Mensch allein durch dieses Qi lebt.

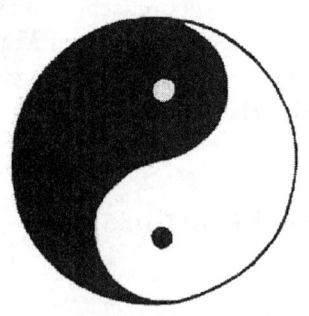

Zusammenfassend kann man sagen, daß nach traditioneller chinesischer Weltanschauung der Begriff Qi ein kosmisches Seinsprinzip bezeichnet. Dieses wird als ein energetisches Prinzip verstanden, das Werden und Vergehen bewirkt. So kann man QI, das auch ATEM, LUFT bedeutet, mit LEBENSENERGIE übersetzen.

3. Die Yin-Yang-Philosophie und die Fünf-Elementenlehre

Die Frage, welche Gesetzmäßigkeit der Wirkung des Qi im Kosmos zugrunde liegt, führt uns ins Zentrum des chinesischen Weltbildes: zur Yin-Yang-Philosophie. Beginnen wir unsere Betrachtung mit einem Zitat von Laotse: »Dao bringt die Eins hervor, die Eins bringt die Zwei hervor, die Zwei bringt die Drei hervor, die Drei bringt die zehntausend Wesen hervor« (Daodejing). Mit ZWEI sind YIN und YANG bzw. deren Verkörperlichungen ERDE und HIMMEL gemeint. Am Anfang allen Seins stehen die beiden höchsten Urmächte, das Yang und das Yin. Vom himmlischen Einfluß her entsteht das männliche Yang und vom irdischen her das weibliche Yin. Yang hat einen dynamischen, expansiven, warmen, steigenden und funktionellen Charakter, während dem Yin statische, zurückhaltende, kalte, sinkende und materielle Eigenschaften zuzuschreiben sind. Durch ihre gegenseitige Durchdringung erzeugen Yang und Yin das Weltall mit all seinen Dingen, die nun ihrerseits unaufhörlich und endlos zeugen und weiterzeugen. Die beiden Urmächte Yang und Yin sind also das letzte Geheimnis des Kosmos. Zwischen diesen beiden Mächten besteht eine dialektische Beziehung: Yin kann nicht sein ohne Yang und umgekehrt. Es vollzieht sich eine Bewegung, wodurch das Yang erzeugt wird. Nachdem die Bewegung wieder zum Stillstand gekommen ist, tritt absolute Ruhe ein, und aus dieser Ruhe entsteht das Yin. Aber auch der Zustand der Ruhe findet sein Ende, und es folgt erneut ein Zustand der Bewegung. Alternierend bringen Bewegung und Ruhe sich gegenseitig immer wieder hervor. In der Philosophie des Laotse heißt es: »Jenseits seiner Grenze verkehrt sich jedes Ding in sein Gegenteil.« – Dynamische Polarität bestimmt also nach chinesischer Weltanschauung die Struktur des Universums.

In der Theorie des I Ging (Buch der Wandlungen), dem ältesten Werk der chinesischen Philosophie, haben die Weisen anhand der oben dargelegten Yin-Yang-Theorie das Wesen der gesamten Manifestationen des Qi und das Gesetz ihrer Veränderung graphisch veranschaulicht. So wurden im sog. Bagua-System acht Trigramme erstellt, die acht Kombinationen aus jeweils drei durchgehenden und drei gebrochenen Linien darstellen. Hierbei repräsentiert die durchgezogene Linie das Yang, die in zwei Teilstriche gebrochene Linie das Yin. Diesen acht Trigrammen werden die Wesenheiten zugeordnet, die sich in der Welt manifestieren: Himmel, Erde, Donner, Wind, Wasser, Feuer, Berge, Seen. Hierbei handelt es sich aber nicht um die konkreten Phänomene Himmel, Erde, Donner usw., sondern um Bilder für allgemeine Seinsweisen oder Wesenseigenschaften der Dinge, die sich aus dem jeweiligen Anteil von Yin und Yang ergeben. So symbolisiert z. B. das Bild BERG Härte, Unbeweglichkeit, denn in der realen Natur verkörpern vornehmlich Berge diese Eigenschaft. Dagegen eignet sich das Bild des Wassers dazu, Flüssigkeit, Beweglichkeit zu versinnbildlichen.

Die acht Trigramme (durch Kombination derselben erhält man 64 Hexagramme) stellen ein universelles Weltmodell dar, das nicht nur die Dinge der Welt repräsentiert, sondern auch die Bewegungsgesetze von Himmel, Erde und Mensch zur Anschauung bringt. Denn die Welt wird ja in allen ihren Erscheinungen als Prozeß verstanden, als stetige Veränderung durch gegenseitige Beeinflussung und durch anwachsendes und abnehmendes Qi.

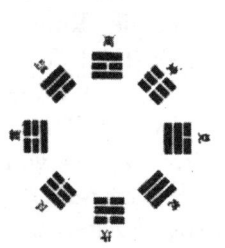

Das Gesetz dieser Veränderung wird als WU XING, als FÜNF WANDLUNGSPHASEN bezeichnet und als

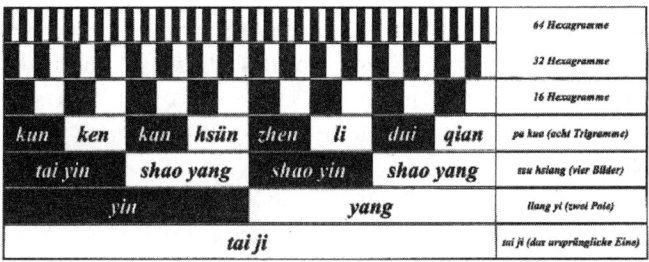

ein zyklisches System verstanden. Die fünf Wandlungsphasen werden charakterisiert durch fünf Elemente. Diese sind: Holz, Feuer, Erde, Metall und Wasser. Auch diese Elemente müssen als Symbole für die Bewegungs- und Umwandlungsweisen des Yin und Yang verstanden werden. Das Holz steht für das Organische, Wachsende, Steigende und ist dem Yang zuzuordnen. Feuer ist der Höhepunkt der Expansionsphase und meint Wärme, Verfeinerung, Vergeistigung. Erde symbolisiert das Sich-Verfestigende, Nach-unten-Gerichtete und befindet sich in der fallenden Yin-Phase. Höhepunkt dieser Verfestigung ist das Metall, das Kristalline, Schwere, Unbewegte, Träge, Anorganische. Das Wasser ist ein Bild für die Verflüssigung, die Auflösung des Festen. Die Elemente können zueinander in einem helfenden und ergänzenden Verhältnis im Sinne einer positiven Rückkoppelung stehen. Holz nährt das Feuer. Nach dem Verbrennen des Holzes durch das Feuer bleibt Asche übrig, so entsteht Erde. In dieser werden Metalle gefunden, und aus ihr entspringen Gewässer. Das Wasser aber ernährt die Bäume, wodurch der Kreis zum Holzelement geschlossen ist. – Die Elemente können aber auch gegeneinander wirken und sich so im Sinne des Überwindens oder der negativen Rückkoppelung zerstören. Gegenpol des Wassers ist das Feuer, Gegenpol des Feuers ist das Metall, Gegenpol des Metalls ist das Holz, Gegenpol des Holzes ist die Erde, Gegenpol der Erde ist das Wasser. – So bedingen sich die Elemente gegenseitig und sorgen für einen zyklischen Naturkreislauf.

4. Das chinesische Menschenbild

Wenden wir uns nun dem Menschen und seiner Stellung im Kosmos zu. – Die Besonderheit des chinesischen Menschenbildes wird deutlich, wenn man einen kurzen Blick auf die im Westen vorherrschende Auffassung vom Menschen wirft. Hier wird der Mensch als Krone der Schöpfung verstanden, der sich die Erde untertan machen soll, der also aufgrund seiner Geistbegabung die Aufgabe hat, die Natur zu beherrschen.

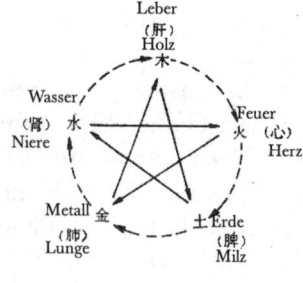

Die moderne Naturwissenschaft hat hier ihre weltanschauliche Wurzel. – Nach chinesischer Auffassung ist der Mensch dagegen ein Teil der Natur, er ist als Mikrokosmos eingeordnet in den Makrokosmos des Universums. In diesem Sinne heißt es im Handbuch der Inneren Medizin des Gelben Kaisers: »Der Mensch lebt auf der Erde, das Leben hängt am Himmel, Himmel und Erde geben Qi, Leben ist Mensch.« Es versteht sich von selbst, daß der Mensch – gleichsam zwischen Himmel und Erde stehend – in allen Schichten seiner Existenz von den kosmischen Gesetzen bewegt wird. Dementsprechend verwirklicht für den Chinesen nicht der Herrscher das Ideal des Menschen, sondern der Weise, der die rechte Mitte zwischen Himmel und Erde einnimmt, also ein Gleichgewicht zwischen Yang und Yin herstellt. Seine Aufgabe ist es, Helfer der Natur zu sein, indem er ihren Gesetzen folgt, um so in Harmonie mit der Natur, mit sich selbst und seiner gesellschaftlichen Umwelt zu leben.

Einen Weg zu dieser allseitigen Harmonie stellen die Qigong-Übungen dar.

5. DAS WESEN DES QIGONG

Das Wort QIGONG setzt sich aus zwei Begriffen zusammen: QI, das in diesem Zusammenhang Zhen-Qi, was WAHRES QI oder URSPRUNGS-QI bedeutet, und GONG, das etwa die Bedeutung von GONG-MENG, d. h. FUNKTION, sowie GONGFU oder FÄHIGKEIT und KÖNNEN hat. Das Zhen-Qi besteht aus drei Elementen: erstens ist es das Grund-Qi bzw. das von den Eltern gegebene pränatale Qi, die Energie, die alle Lebensprozesse steuert. Diese Energie muß aber ständig ergänzt und erneuert werden durch das Nahrungs-Qi einerseits und das Atem-Qi, das als Luft in der Natur existiert, andererseits. Die beiden letzteren Qis können auch als HON TIAN ZHI QI oder POSTNATALE QIS bezeichnet werden. Diese postnatalen Qis sind auf die physiologischen Funktionen von Niere, Milz, Lunge und des Magens angewiesen, so daß man diese Organe als die Vermittler zwischen pränatalem und postnatalem Qi bezeichnen könnte. Der Zustand dieser Organe bestimmt auch die seelische Verfassung des Menschen. So steht schon im Handbuch der Inneren Medizin des Gelben Kaisers, dem ältesten medizinischen Werk Chinas, geschrieben: »Der Mensch hat fünf innere Organe (Herz, Leber, Milz, Lunge und Nieren), die in fünf Qis verwandeln zu Freude, Ärger, Trauer, Angst und Kummer.« Das Zhen-Qi ist also die allgemeine, sich ständig erneuernde Energie, die als inneres Qi im Organismus zirkuliert und alle Lebensprozesse bestimmt.

Auch der Inhalt des Begriffes GONG soll im folgenden noch genauer bestimmt werden. Ich sagte schon, daß GONG vor allem GONGFU, d. h. FÄHIGKEIT, KÖNNEN bedeutet. Gongfu ist nun wieder eine Ein-

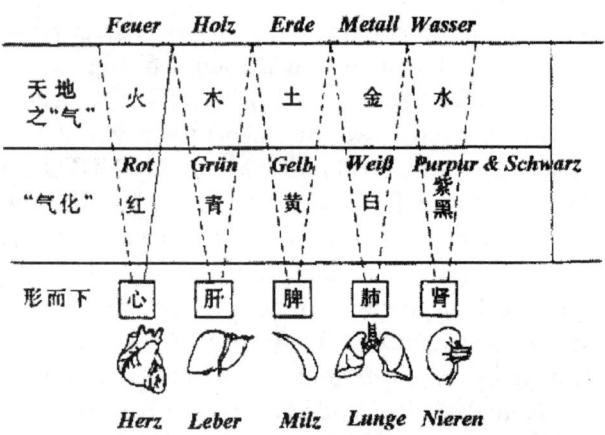

heit dreier Faktoren: GONGDI, das sind verschiedene Qualitäten und Veranlagungen des Qigong-Übenden, GONGSHI, das bedeutet Dauer und Kontinuität der Qigong-Übungen, und GONGLI, das sind die durch

Qigong erworbenen Fähigkeiten. Hierbei spielt das Gongshi eine entscheidende Rolle, worauf ich weiter unten noch zu sprechen komme. Nach dieser Erläuterung des Begriffsinhaltes und den vorhergehenden Ausführungen über die weltanschaulichen Grundlagen des Qigong wird es dem Leser nicht schwer fallen, Wesen und Wirkung des Qigong zu verstehen. – Qigong ist eine Methode zur Stärkung des Zhen-Qi im menschlichen Körper. Die Aktivierung des Zhen-Qi geschieht durch geistige Konzentration zunächst auf bestimmte Energiepunkte des Körpers, dann auf den Energiefluß im Körper. Nachdem man eine Zeitlang Qigong geübt hat, entsteht im Körper ein intensives Energie- bzw. Kraftgefühl. Dieses unsichtbare, mit Energie und Information geladene fließende Etwas (Warmgefühl, Kaltgefühl, Völlegefühl, Peristaltik, Fliegefühl usw.) nennt man in Fachkreisen eben Zhen-Qi oder auch Nei-Qi. Das Nei-Qi verbreitet sich über die Leitbahnen der Meridiane vom Bauchorgan zu den Gliedern im ganzen Körper. Es ist nicht nur wichtig für die Zirkulation des Blutes und der vitalen Lebensenergie, für die Verdauung des Nährstoffes und die Entspannung des Körpers, für gesunde Haut und Haare, es wehrt auch krank machende Einflüsse vom Körper ab, verlängert das Leben und stärkt die geistige Kraft. Auf der spirituellen Ebene verhelfen die Qigong-Übungen durch die Sensibilisierung des Körpers für die Wirkung des Nei-Qi zu einem Bewußtsein der kosmischen Eingebundenheit des Menschen. Der Körper wird gleichsam zu einer feinfühligen »Bio-Sonde«, durch die der Geist das Individuum transzendieren und das Wesen des Dao, des absoluten Urgrundes aller Dinge, erkunden kann. So kann bei den meditativen

Energieübungen des Qigong die Wahrnehmung der besonderen Qi-Kraft im eigenen Körper den Geist zu der allgemeinen, ewigen Wurzel der vielfältigen Qi-Manifestationen der Welt führen.

Es ist für den Leser, dem die Meßmethoden der modernen Naturwissenschaft und Medizin bekannt sind, sicher interessant zu erfahren, daß die oben beschriebene Wirkung des Qi meßbar ist. Im August 1983 habe ich mich dem Institut für die Erforschung des Menschenkörpers der Academia Sinica in Peking für ein diesbezügliches Experiment zur Verfügung gestellt. Es ging um die Meßbarkeit der Veränderungen im Körper während der Qi-Übungen. Dabei wurde zum erstenmal in China ein eigentümliches Nei-Qi gemessen, das ich bei der Qigong-Übung ausgelöst hatte. Die Intensivierung des Nei-Qi hatte unverkennbar einen Vorgang der quantitativen Veränderungen vom Punkt zur Fläche, von Undeutlichkeit zu Offenkundigkeit, von Verstreutheit zu Konzentriertheit bewirkt. Unter der Wirkung meiner Vorstellungskraft konnte das Qi sich flächenhaft ausdehnen oder auch sich zu einer Ballung konzentrieren. Ich konnte es auch zu einem bestimmten Körperteil verlagern und von dort nach außen führen. Quian Xuesen, ein berühmter Physiker Chinas, sagte nach dem Experiment zu mir: »Unsere Zusammenarbeit war sehr erfolgreich. Wir haben Qi und dessen Ableitungen gemessen. Wir sollten in China und in der ganzen Welt Qigong zur Geltung bringen.«

Mit diesem Experiment ist bewiesen worden, daß es sich bei dem intensiven Qi-Gefühl während der Qigong-Übungen nicht um bloße Autosuggestion, sondern um eine tatsächliche, vom Bewußtsein gesteuerte physiologische Veränderung handelt.

Wenn der Qigong-Meister an einem bestimmten Körperteil das Qi einsetzt, indem er unter der konzentrierten gedanklichen Führung das Nei-Qi vom Punkt zur Fläche, von Verstreutheit zu Konzentriertheit, von

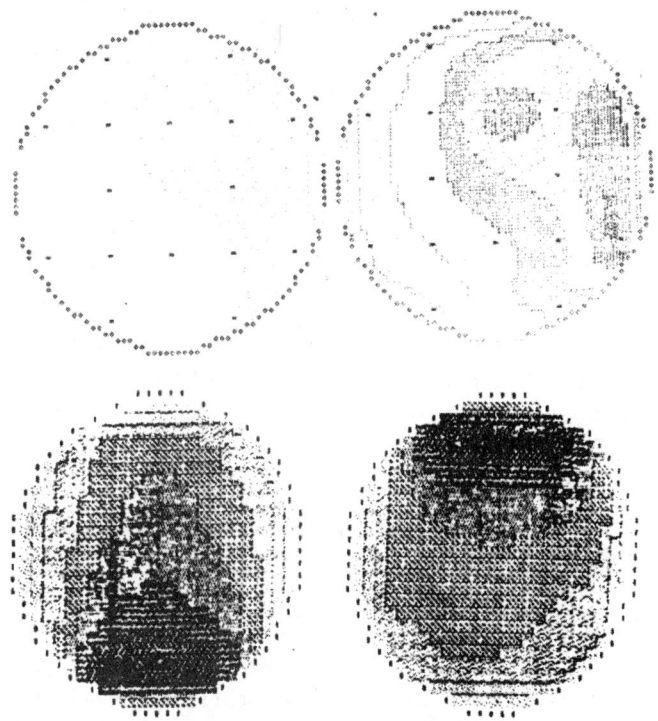

schwach zu stark verändert, so kann er eine eigenartige gesteigerte Energie zustande bringen oder sogar eine Kraft »explodieren« lassen, dergestalt, daß durch die Energiefreisetzung eine Steintafel oder eine Stahlstange zerbrochen werden kann. Der Qigong-Meister ist aber auch fähig, diese in seinem Inneren erzeugte Energie nach außen wirken zu lassen und sie auf andere Menschen zu übertragen, so daß dieses Qi für den anderen zum Außen-Qi wird. So kann er zahlreiche komplizierte Krankheiten heilen, Krankheiten, denen gegenüber sowohl die westliche als auch die chinesische Medizin machtlos sind. Nicht ohne Grund heißt es im Volksmund: »Kann die westliche Medizin nichts tun, wendet man sich der chinesischen Medizin zu; geht es über die Kräfte der chinesischen Medizin, so sucht man Qigong auf.«

Daß solche Fähigkeiten, wie sie oben beschrieben wurden, nicht nach einem Qigong-Lehrgang erreicht werden können, versteht sich von selbst. Das Gong-Shi, die Dauer und Kontinuität der Qigong-Übungen, ist entscheidend für die Entfaltung dieser Kunst. Ohne genügenden zeitlichen Aufwand kann von Gong, also von Können, nicht die Rede sein. Die chinesischen Qigong-Meister haben sich fast ohne Ausnahme einige Jahrzehnte oder gar das ganze Leben lang dem Qigong gewidmet.

Am Ende dieses Kapitels dürfte dem Leser klargeworden sein, warum Qigong sich wesentlich von einem einfachen sportlichen Training unterscheidet, wie ich dies zu Anfang behauptet habe. Qigong erfaßt, vorausgesetzt, es wird mit der angemessenen geistigen Haltung und Intensität geübt, den ganzen Menschen und berührt alle Schichten seiner Existenz, denn es hat eine physiologische, psychologische, soziologische, geistige und spirituelle Komponente. Vieldimensionalität bestimmt das Wesen des Qigong.

Kapitel II

Qigong im Wandel der chinesischen Geschichte

Wie alles, was von Menschen erdacht und geschaffen wird, so ist auch die Methode des Qigong im Laufe der Jahrtausende allmählich gefunden, verstanden, entwickelt und so dem Wandel der Geschichte unterworfen worden. So wurde Qigong zu einem wichtigen Bestandteil der chinesischen Kultur. Daher muß man seine Entwicklungsgeschichte, die in diesem Kapitel skizziert werden soll, vor dem Hintergrund der klassischen Kultur- und Geistesgeschichte Chinas betrachten.

1. Der zeitliche Ursprung des Qigong

Entspannungsmethoden der vorgeschichtlichen Urgemeinschaft

Über den zeitlichen Ursprung des Qigong gehen in China die Meinungen der Wissenschaftler je nachdem, wie weit der Begriffsinhalt gefaßt wird, auseinander. Die einen datieren die Entstehungszeit des Qigong bis in die prähistorische Zeit der Urgemeinschaft zurück, andere stützen ihre Auffassung auf die ersten uns bekannten schriftlichen Zeugnisse über Qigong, eine andere Gruppe von Wissenschaftlern sieht im Taoismus und Konfuzianismus die eigentliche Gründung des heute noch praktizierten Qigong.

Zweifellos existierte schon in der Frühzeit der Geschichte in den natürlichen Entspannungsmethoden der Menschen eine unreflektierte Vorform des Qigong. Die Urmenschen gerieten nach einer erfolgreichen Jagd, während der Liebkosung von Mann und Frau oder einfach in einem Zustand des Glücks ganz natürlich in eine rhythmische Körperbewegung, die man als Tanz bezeichnen kann. Nach langem Tanz entfaltet sich im Körper eine bestimmte Menge Wärmeenergie, die manche Krankheiten mindern oder heilen, Müdigkeit oder Depressionen überwinden kann. So entstand der sog. DAWU, der große Tanz. Der Dawu kann wohl nicht später als im Neolithikum vor 10 000 Jahren entstanden sein. Das heißt auch, daß das DONG-GONG, also das Bewegungs-Qigong, schon vor 10 000 oder mehr Jahren begonnen hat. Das Anfangsstadium des Qigong, das JING-GONG, d. h. das Ruhe-Qigong, muß dagegen noch früher datiert werden. Die körperliche Arbeit im Paläolithikum vor mehr als 10 000 Jahren war sehr hart. Nach der mühsamen Arbeit bedarf man natürlich der Erholung, indem man still sitzt oder liegt. Nach einer solchen Pause verspürt man – sowohl körperlich als auch geistig erholt – eine wohltuende Frische. Daher erkannte man langsam auch viele Vorteile der Ruhe, und so bildete sich der Begriff JING-GONG heraus. Kurzum: Die Menschen sind sehr früh zu der Einsicht gekommen, daß von bestimmten Bewegungen oder Stellungen des Körpers auch ein bestimmter physiologischer Effekt zu erwarten ist.

Erste schriftliche Zeugnisse des Qigong

Die meisten chinesischen Wissenschaftler wollen sich jedoch nicht mit Spekulationen begnügen, sondern ihre These auf schriftliche Quellen stützen. Die ältesten Schriftfunde Chinas überhaupt, die Orakelknochen-Inschriften aus der Shang-Dynastie (1500–1066 v. u. Z.) haben etwa eine Geschichte von 3000 Jahren. Das älteste uns bekannte schriftliche Dokument über Qigong ist jünger und stammt wahrscheinlich aus der Zeit der Streitenden Reiche (481–221 v. u. Z.), ist also etwa 2300 bis 2400 Jahre alt. Es handelt sich um die Inschrift auf einem Jadestab, der in unserem Jahrhundert bei Ausgrabungen in China gefunden wurde.

Zitat
»Beim Atmen (Qigong) verfahre man also:
Man hält (den Atem) an und sei gesammelt.
Ist er gesammelt, so dehne er sich aus.
Dehnt er sich aus, so gehe er hinab.
Geht er hinab, so sei er ruhig.
Ist er ruhig, so sei er gefestigt.
Ist er gefestigt, so keime er.
Wächst er, so werde er (nach oben) zurückgezogen.
Wird er zurückgezogen, so erreiche er den Scheitel.
Im Scheitelpunkt stoße er oben an. (Die Himmelskraft pocht nach oben.)
Im Tiefpunkt stoße er unten an. (Die Erdkraft pocht nach unten.)
Wer diesem folgt, wird leben.
Wer diesem entgegenhandelt, wird sterben.«
(Zitat nach Shen Shou: »Der älteste Ch'ikung-Text« in

»Taichi, Chinas lebendige Weisheit« hrsg. von Frieder Anders; Heinrich Hugendubel-Verlag 1989, S. 100)

Dieser Text macht deutlich, daß vor etwa 2500 Jahren schon ein Begriffsverständnis und Methodenbewußtsein entwickelt und Qigong als Therapie etabliert war. Dasselbe gilt auch für die Ausführungen in dem schon erwähnten »Handbuch der Inneren Medizin des Gelben Kaisers« aus dem 5. Jahrhundert v. u. Z. Demnach wird der Beginn der Qigong-Geschichte auf etwa 2500 Jahre v. u. Z. datiert.

Schließlich sind manche Historiker der Meinung, daß Qigong bereits eine Geschichte von 5000 Jahren hat. Diese Auffassung, die übrigens von den meisten Spezialisten akzeptiert worden ist, basiert auf historischen Belegen wie beispielsweise den Klassikern Shangshu, Duiang, Longlu, Lu shi, Nei jing usw. und einem archäologischen Fund aus der Provinz Qinghai, der etwa 5000 Jahre alten bemalten Tonschüssel, auf der mehrere Qigong übende Menschen dargestellt sind.

2. Die wichtigsten philosophischen Schulen und ihre grundlegende Bedeutung für die historische Entwicklung des Qigong

Eine Erweiterung und philosophische Vertiefung erfuhr die Qigong-Lehre durch die drei großen Philosophie-Schulen, die Chinas Geistesgeschichte entscheidend geprägt haben: durch den Taoismus, den Konfuzianismus und später auch den Buddhismus. Damit war die systematische weltanschauliche Unterbauung der Qigong-

Lehre vollzogen, so daß Qigong als ganzheitliches System, wie es bis heute verstanden wird, umrissen war.
Wenn diese Lehren sich auch zu verschiedenen Zeiten entwickelt haben (Taoismus und Konfuzianismus im chinesischen Altertum in der Zeit der Streitenden Reiche, Buddhismus im chinesischen Mittelalter etwa seit dem 2. Jahrhundert n. Chr.), so sollen sie doch hier zusammen dargestellt werden, da sie sich in der wechselseitigen Auseinandersetzung gegenseitig befruchtet und die historische Entwicklung des Qigong bis in unsere Zeit entscheidend beeinflußt haben.

Das taoistische Qigong

Die Taoisten haben in bezug auf Qigong ganz subtile Begriffe geprägt und Auffassungen entwickelt, die wohl als Grundlage aller später in Erscheinung getretenen wissenschaftlichen Diskurse zu erachten sind. Ohne Taoismus wäre China wie ein Riesenbaum ohne Wurzel. Daher erklärt sich, warum der Taoismus in der chinesischen Kultur bis heute immer noch voller Vitalität ist.
Die Taoisten diskutieren das menschliche Leben vor allem aus ganzheitlicher, kosmologischer Perspektive. Sie gehen von der Entstehung und Umwandlung des Kosmos aus, um dann zum Menschen zu kommen, der als Mikrokosmos denselben Gesetzen unterworfen ist wie der Makrokosmos. Ziel der Qigong-Übungen ist es für die Taoisten, über das Einswerden mit der Natur eine mystische Vereinigung mit dem Dao, dem Urgrund allen Seins, zu erreichen. Dies kann in den Übungen nur durch ZIRAN WUWEI (Nichthandeln), ein passives Mitgleiten mit dem natürlichen Gang der Dinge, er-

reicht werden. In diesem Sinne formuliert Zuangzi den Grundgedanken des taoistischen Weges zur Gesunderhaltung folgendermaßen: »Der reinste Weg ist, sich an das Shen halten, es nicht verlieren und mit ihm eins werden. Auf diese Weise kann man schließlich in einen so hohen, reinen Zustand geraten, daß der menschliche Geist in alle Richtungen hinströmt und alles erreichen kann: von der Erde bis weit ins All.«
Entsprechend diesem Ziel nimmt sich die Methode des taoistischen Qigong die Natur zum Vorbild und hat daher einen imitativen Charakter. Die Taoisten fordern als wichtige psychische Voraussetzung für den Nutzen einer Qigong-Übung innere Ruhe, innere Gelassenheit, Harmonie und Unabhängigkeit. Dies wird erreicht durch YI SHOU DANTIAN, durch die Konzentration des Bewußtseins auf das Dantian, das Energiezentrum unterhalb des Nabels. Wichtig ist dabei, daß man in der Qigong-Übung das Bewußtsein mit Qi in Verbindung bringt. Dabei sind Ruhe in der Bewegung und Bewegung in der Ruhe von großer Bedeutung, d. h., in der Bewegung muß man die Ruhe spüren, und in der Ruhe muß Bewegung sein. Im DANDAO-QIGONG haben die Taoisten die SAN-DANTIAN-THEORIE, (dreistufiges Oben-mitten-unten-Energiezentrum) aufgestellt. Sie fordern die Übung des XING, des MING und des XING-MING. XING-GONG meint die Erschließung des Gehirns, damit es mit Qi-Materie verbunden werden kann, während MING-GONG sich auf den Qi-Fluß im Körper konzentriert und in erster Linie Gesundheit und Langlebigkeit zum Ziel hat. Man muß sowohl Xing als auch Ming üben, wenn man SHI HE oder die vier Verbindungen erreichen will: Verbindungen zwischen Körper und Gedanken, Gedanken und

Qi, Qi und Shen, Shen und Nichts. Der typische Entwicklungsprozeß des taoistischen Qigong wird folgendermaßen dargestellt: Jing üben zum Qi, Qi üben zum Shen, Shen üben zum Xu (Leere), Xu üben zum Dao. So strebt das taoistische Qigong, basierend auf den Theorien des WU-JI (des Grenzenlosen) und des TAI-JI (des höchsten Urprinzips), nach HOUTIAN FAN XIANTIAN, einem Weg vom Postnatalen zum Pränatalen.

Das konfuzianische Qigong

Die philosophischen Qigong-Schulen unterscheiden sich in erster Linie durch ihre Ziele. Der Konfuzianismus ist eine Staats- und Moralphilosophie, der es um die vernunftgemäße, auf die sittlichen Werte gestützte Ordnung der Gesellschaft geht. Hat das taoistische Qigong eine spirituelle, naturmystische Intention, so ist das Ziel des konfuzianischen Qigong sozial-ethischer Natur und ist dementsprechend auf die Brauchbarkeit in der gesellschaftlichen Praxis ausgerichtet. Im DAXNE (Die Große Lehre) heißt es: »Will man einen Staat regieren, muß man ja zuerst einen Haushalt führen können, will man Familienangelegenheiten regeln, muß man ja sich selbst kultivieren.« Der Zweck der Selbstkultivierung im konfuzianischen Qigong liegt, dem gesellschaftlichen Bedarf entsprechend, darin, den Menschen zu einem nützlichen Glied der Gesellschaft zu bilden, deren Ordnung der allgemeinen Ordnung des Kosmos entspricht. In diesem Zusammenhang ist die Selbstkultivierung gewiß nicht bloß eine Frage der geistigen Bildung, vielmehr stützt sie sich auf die Qi-Materie.
Das Hauptmerkmal des konfuzianischen Qigong ist

WANG-ZUO (vergessen + sitzen), was wir heute JING-ZUO (still + sitzen) oder auch JING-XIN (still + kultivieren) nennen. Es handelt sich dabei um eine meditative Methode der Qi-Übung in Ruhestellung. »Der Ruhe (jin) folgt Entspannung/Beruhigung (an), dieser folgt Leere (xu), die aber bekommt (de).« Die Methode des Wang-zuo, des Vergessen-Sitzens, verlangt eine völlige Entspannung des Körpers zum Erreichen der totalen Stille, des Sich-Vergessens. Xungzi formuliert diese Quintessenz der konfuzianischen Qigong-Übung wie folgt: »Versteht man Aufhören, kommt man zum Stillstand, dem die Ruhe folgt, die Beruhigung bringt; nach der Beruhigung gerät man in die Leere.« Der fleischliche Körper existiert bei dieser Übung im Bewußtsein nicht mehr, der Still-Sitzende, in die Meditation Versunkene hat schließlich alles, ja sogar das Dasein des eigenen Körpers vergessen. Aber diese Leere ist nicht mit Stumpfheit und Bewußtlosigkeit gleichzusetzen. Die Qi-Übung bewirkt vielmehr eine Begütigung der vitalen Energie und der Blutbeschaffenheit einerseits und mobilisiert andererseits das tiefliegende Reaktionsvermögen des Gehirns und ruft so Inspirationen hervor. Die Leere ist also eine Bewußtheit und geistige Klarheit auf einer höheren Stufe. Xungzi sagt in diesem Sinne: »XU (Leere) und JING (Ruhe) bedeuten äußerst klar und hell.« Der Geist richtet sich in diesem Zustand nicht mehr auf die konkrete, in ständigem Wandel begriffene Welt, sondern auf das Wesen aller Dinge. Noch einmal Xungzi: »Sitzend im Zimmer, jedoch vier Meere in Augen; leben in der Gegenwart, jedoch mit ferner Vergangenheit und Zukunft verbunden; entfernt von 10 000 Dingen, jedoch nicht unvertraut mit dieser Dinge Kernen.« Daß man im Zimmer sitzt, aber trotzdem mit

10 000 Dingen der Welt korrespondieren und des inneren Zustands dieser Dinge kundig sein kann, ist kein dynamisches Merkmal des Qi, aus dem alles besteht, das alles und somit auch die Umwandlungstendenz der Dinge beherrscht. Zuangzi: »Was da hört, ist nicht das Ohr, sondern der Gedanke; was da denkt, ist nicht der Gedanke, sondern das Qi.« Der Meditierende muß also eine vollständige Vereinigung des eigenen Xin und Shen mit der Welt anstreben.

Nun ist es ersichtlich, daß das konfuzianische Qigong, indem es nach der höchsten Stufe des Qigong strebt, eine Art außergewöhnlicher Weisheit erlangen will. Diese Selbstkultivierung zur Weisheit wird auch als Tugendhaftigkeit verstanden und hat, wie oben schon erwähnt, den Zweck, eine Harmonie zwischen Individuum und Gesellschaft herzustellen und die staatliche Ordnung zu stützen und zu fördern.

Das buddhistische Qigong

Um die Mitte des ersten Jahrhunderts unserer Zeitrechnung wurde der Buddhismus in China eingeführt. Seine Hochblüte erreichte er zwischen dem 4. und 9. Jahrhundert. Die Buddhisten gehen, ähnlich wie die Taoisten, von der Beziehung zwischen Mensch und Kosmos aus und befassen sich unter diesem Aspekt mit den Gesetzen und Funktionen des menschlichen Körpers. Das buddhistische Qigong richtet die Aufmerksamkeit auf die seelischen Bewegungen des Menschen, sucht die potentielle Kraft des Gehirns zu ergründen und zu erschließen, um schließlich die Existenz und Bewegung der auf dem KONG basierenden Materie zu erfassen. Obgleich das Wort KONG des Buddhismus und WU des Taoismus zwei unterschiedliche Begriffe sind, so sind die Begriffsinhalte doch zum Verwechseln ähnlich: sie meinen beide die Qi-Materie.

Im Shaolin-Kloster, einem Zentrum des Buddhismus in China seit dem 6. Jahrhundert, wurde die Methode der anhaltenden kontemplativen Versenkung entwickelt, wobei der Meditierende still und standhaft wie eine Mauer stehen oder sitzen muß. Die Intention des buddhistischen Qigong hat einen spirituell-religiösen Charakter und kommt der des Taoismus nahe. Das Endziel des FU im Buddhismus ist es, den Zustand höchster Erleuchtung und damit die Buddhaschaft zu erlangen. In der Phase des KLEINEN FAHRZEUGS (Hinayana) strebt der Buddhist bei der Meditation nur nach Selbsterleuchtung und Selbsterlösung zum Nirwana, d. i. die Loslösung von aller Lebensgier und das Aufgehen im Absoluten. In der Phase des GROSSEN FAHRZEUGS (Mahayana) will der Erleuchtete anderen Geschöpfen in dieser Welt hilfreich beistehen.

Auf dieser Basis wurden im buddhistischen Qigong zahlreiche Methoden der Therapie und der Kampfkunst entwickelt.

Die Verschmelzung der drei dominierenden Qigong-Schulen im Neokonfuzianismus

Die drei oben behandelten Qigong-Schulen haben von unterschiedlichen Standpunkten aus die Geheimnisse des menschlichen Körpers und des Kosmos zu ergründen versucht. Sie sind im Laufe der Geschichte zur Grundlage der reichhaltigen und vielfältigen Qigong-Kultur Chinas geworden. Im Neokonfuzianismus in der Song- und Ming-Dynastie wurden schließlich die drei großen Lehren harmonisch miteinander verflochten und die Qigong-Theorie und -Kunst systematisiert und vervollständigt. Beispielsweise übernahm das buddhistische Qigong die Theorie des Tai-Ji, die der Meridiane usw., während das taoistische Qigong die Theorie und Praxis der buddhistischen Xing-Gong-Übung annahm. Es kam nicht selten vor, daß Buddhisten zu Taoisten überwechselten und umgekehrt.

Dieses historische Erbe ist auch in unserer Zeit für die wissenschaftliche Erforschung des menschlichen Körpers von großer und weitreichender Bedeutung.

3. Überblick über die Entwicklung des Qigong vom chinesischen Altertum bis zur Neuzeit

Die Zeit der Frühlings- und Herbstperiode (Chun-guo-Zeit: 722 bis 481 v. u. Z.)
Die Zeit der Streitenden Reiche (Zhan-guo-Zeit: 481 bis 221 v. u. Z.)

Im chinesischen Altertum war die Zeit der Frühlings- und Herbstperiode und die Zeit der Streitenden Reiche eine politisch unruhige Epoche, die durch die Kämpfe der über 1000 Lehensstaaten gegeneinander und gegen den Zentralstaat gekennzeichnet war. Am Ende dieser Periode blieben sieben rivalisierende Großstaaten übrig, die schließlich 221 v. u. Z. von König Cheng von Ch'in besiegt und vereint wurden. In dieser politisch instabilen Zeit des 5. bis 3. Jahrhunderts v. u. Z. entfaltete sich gegenläufig zu der politischen Auflösung eine rege kulturelle Aktivität, die zu der ersten goldenen Blütezeit der chinesischen Kulturgeschichte geführt hat. Zahlreiche philosophische Schulen wurden in dieser »Zeit der 100 Denkerschulen« gegründet, von denen der oben schon behandelte Taoismus und der Konfuzianismus die bedeutendsten waren. Von den vielen miteinander wetteifernden Lehren seien hier nur einige besonders wichtige genannt: die Yin-yang/Wu-xing-Lehre aus Zhoui und Hongfan, die Anschauung über völliges Einswerden mit der Natur und Nicht-Tun (ziran wuwei) und die Lehre des Jing-qi-shuoshu eines Song Yi.

Für die Denker der damaligen Zeit war das Thema Mensch – Natur von zentraler Bedeutung. Dies führte auch zum Aufschwung der medizinischen Wissenschaft, die ja die physiologische Natur des Menschen zum Forschungsgegenstand hat. Das oben schon mehrfach erwähnte »Handbuch der inneren Medizin des Gelben Kaisers« (huangdi neijing) stammt aus dieser Zeit. Die Gedanken des Neijing haben ihren Ursprung bei Laozi und Zhuangzi. Das medizinische Qigong lehnte sich also an die taoistische Lehre an, entwickelte diese jedoch weiter. Die Mediziner forderten nicht nur eine Anpassung an die Natur, sondern auch eine Umgestaltung und Meisterung der Natur. So wurden eine ganze Reihe von Methoden der gesunden Lebensführung entwickelt. Damit erhielt Qigong als Heilmethode und Weg zu einem langen Leben eine wachsende Bedeutung. Dies wird auch durch archäologische Funde wie z. B. den oben erwähnten Jadestab belegt. Begriffe wie JING, QI und SHEN, die drei Wertvollsten des menschlichen Körpers, wurden nun geprägt. Bei Klassikern wie Xungzi, Guanzi und Mengzi gibt es in bezug

auf das Wesen des Qigong eine ganze Reihe von scharfsinnigen Ausführungen.
Zusammenfassend kann man sagen, daß mit der schnellen kulturellen Entwicklung und der Vertiefung der Erkenntnisse über die Natur und die eigene Lebensbewegung bereits in der Zeit der Frühlings- und Herbstperiode und der Zeit der Streitenden Reiche Qigong weit verbreitet war. Obwohl nicht so viele und ausführliche Aufzeichnungen der Qigong-Methoden überliefert sind, so kann man aus den uns bekannten Texten doch entnehmen, daß einige wirksame Qigong-Methoden damals schon, wenn auch im Anfangsstadium, zusammengestellt wurden und in gewissem Sinn sogar ein System der Qigong-Lehre aufgebaut wurde.
So wurde im Altertum der chinesischen Geschichte schon ein solides Fundament für die spätere Entwicklung des Qigong gelegt.

Die Frühe (Westliche) Han-Dynastie (206 v. u. Z. bis 9 u. Z.)
Die Späte (Östliche) Han-Dynastie (24 bis 220)

In der Früh-Han-Zeit mußte sich der Staat so schnell wie möglich von den vorausgegangenen Unruhen erholen. So wurde seit Beginn des 2. Jahrhunderts v. u. Z. der Konfuzianismus als Grundlage der staatlichen Ordnung zur Staatsideologie erhoben. Damit das Volk endlich ein ruhiges Leben führen konnte, wurde die Devise verbreitet: »Erstrebenswert sind Ruhe und Frieden, so bleibt das Volk von selbst in Ruhe.« Dieser staatspolitische Grundsatz wurde bis zur Östlichen Han-Zeit erweitert und lautete nun: »Nichthandeln, verknüpft mit einem inneren Wirksam-werden-Lassen; ungestört und friedlich, so bleibt alles in Ordnung.« (wu-wei zi-hua; qing-jing zi-zheng)

Qigong hat sich in der Han-Zeit zunächst nur langsam weiterentwickelt. Ein wichtiger Grund hierfür war die Entstehung und Popularisierung der Alchimie, die mit Hilfe chemischer Experimente eine Medizin der Unsterblichkeit gewinnen wollte (z. B. durch Zinnober, gold- und jadehaltige Stoffe) oder durch Atemübungen, Meditation und Askese einen Weg zur Unsterblichkeit weisen wollte. Die Alchimie hat zwar ihren Teil zur chinesischen Arzneimittelkunde und Chemie des Altertums beigetragen, aber als eine Methode, die ein langes Leben oder Unsterblichkeit garantieren sollte, war sie absurd und hat schließlich Qigong, die Lehre über gesunde Lebensführung, eine Zeitlang auf die schiefe Bahn gebracht.

Aber die Alchimie scheiterte im Laufe der Zeit, und man kehrte zu den bewährten Qigong-Methoden zurück. – Viele Beamte und Gelehrte legten großen Wert auf das Ruhig-natürlich-Bleiben und auf gesunde Lebensführung. So wurden Qigong-Übungen und viele andere Methoden zur Gesunderhaltung wieder gefördert und entwickelt. Man wendete sich wieder der inneren Kultivierung zu.

Anfang der Östlichen Han-Zeit wurde der Buddhismus in China eingeführt und die Grundlage des buddhistischen Qigong geschaffen. In der Mitte der Han-Zeit wurde die Qigong-Lehre weiterentwickelt, so daß damals nicht nur wichtige Methoden wie »Innensehen« (nei-shi), »Wärme bewahren« (cun-re), »richtigen Moment erkennen/ergreifen« (huo-huo) und »alle Gedanken auf einen Punkt konzentrieren« (shou yi) zusammengestellt wurden. Es gibt Berichte, daß man bei der konzentrierten Qigong-Übung vor den Augen und im Körper ein helles Licht wahrnehmen konnte, nachdem man in eine völlige Ruhe geraten war. Dies zeigt deutlich, daß zur damaligen Zeit das Qigong schon ein ziemlich hohes Niveau erreicht hatte.

Ende der Östlichen Han-Zeit hat Bian Shao in seinem Buch »Laozi ming« die Methode des »cun xiang dantian«, der gedanklichen Konzentration auf das Energiezentrum unterhalb des Nabels, erarbeitet – eine Methode, die besonders von der Nei-Dan-Schule bevorzugt wurde.

Die Zeit der Sechs Dynastien (Liu-chao-Zeit) (222 bis 581 u.Z.)

In der Liu-chao-Zeit wurden bedeutende Werke verfaßt, die die Methoden zur Gesunderhaltung und die Qigong-Kenntnisse der vorausgegangenen Generationen zusammenfaßten und erweiterten. Ein bekanntes Buch aus dieser Zeit ist »Bao pu zi« von Ge Hong, das nicht nur verschiedene Stellungen bzw. Methoden der Qigong-Übung diskutiert, sondern zum erstenmal die San-dantian-Theorie (dreistufiges Oben-mitten-unten-Energiezentrum) aufgestellt und hierfür den Namen »Goldene Pille« geprägt hat. Ein anderes Buch aus der Wei-Jin-Zeit ist »Huang ting jing«, das ausführlich die Lehre über Bauchorgane diskutiert und die »San-dantian-Theorie« bzw. die »San-huang-ting-Theorie« zusammengestellt hat. Unter »Oben-dantian« bzw. »Oben-huang-ting« versteht man das Gehirn, das »Mitten-dantian« bzw. das »Mitten-huang-ting« ist das Herz, während das »Unten-dantian« bzw. »Unten-huang-ting« die Milz meint. Die Lehre des dreistufigen Dantian gilt als ein wichtiger Entwicklungsschritt in der Qigong-Geschichte und wird in späterer Zeit nicht selten als ein Wundermittel der Langlebigkeit bewundert. Im Gegensatz zu der Forderung der alten Taoisten, durch Nichthandeln (wuwei) die Einheit mit der Natur zu erreichen, wird in dieser Lehre die Bändigung der Natur gefordert. Auch dies ist ein wichtiger Beitrag dieses Buches zur Entwicklung des Qigong.

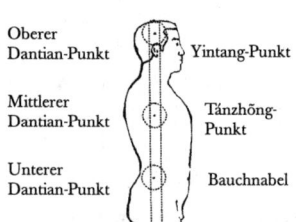

Ende der Liu-chao-Zeit gingen vom Shaolin-Kloster, wo ein indischer Mönch den Zen- oder Chan-Buddhismus gegründet hatte, wichtige Impulse zur Vertiefung der Qigong-Lehre aus.

Die Sui- (581 bis 618) und die Tang-Dynastie (618 bis 906)
Die Fünf Dynastien und die Zehn Staaten (906 bis 960)

In der Sui- und Tang-Zeit hat sich Qigong unter dem Einfluß des Taoismus und Konfuzianismus und deren Verschmelzung mit dem Buddhismus rapide entwickelt, besonders da der kaiserliche Hof dem Qigong große Aufmerksamkeit schenkte und es als Heilmethode herausstellte.

Ein berühmter Arzt zu Beginn der Tang-Ära war Sun Simiao (er lebte von 581 bis 682), der unter anderem einen großen Beitrag für die Weiterentwicklung des Qigong geleistet hat. Er hat die »umfangende Atemübung« (za-qi-fa) erfunden, die es dem Übenden ermöglichen soll, Qi oben bis ins All und unten bis in die Quelle wahrzunehmen. Zitat: »Augen schließen und

Gedanken konzentrieren: – Im Bewußtsein spielen sich Ursprungs-Qi und violette Wolken des Firmaments ab – fünf Farben unterscheiden sich klar und deutlich und senken sich hinab in den Bauch und in vier Glieder, die nun genährt werden, ganz so, wie klares Wasser in den Boden eindringt ... so schwinden auch 100 Krankheiten.« Bezüglich des Dao-Lernens, gemeint ist hier die Qigong-Übung, hat er fünf Phasen oder fünf Zeitpunkte zusammengestellt: 1) mehr gedankliche Bewegung, weniger Ruhe; 2) weniger gedankliche Ruhe, mehr Bewegung; 3) gedankliche und Bewegungs-Ruhe begleiten sich; 4) mehr gedankliche Ruhe, weniger Bewegung; 5) Gedanken in totaler Ruhe.

Die Tatsache, daß Sun Simiao 101 Jahre gelebt hat, ist sicherlich auch auf seine lebenslangen Qigong-Übungen zurückzuführen.

Die Song-Dynastie (960 bis 1280)
Die Yuan-Dynastie (1280 bis 1368)

In der Song- und Yuan-Zeit wurde Qigong sowohl in der Theorie als auch in der Praxis immer mehr konkretisiert. Hierzu hat besonders die taoistische Schule ihren Teil beigetragen, weshalb die taoistische Nei-Dan-Schule besonders beliebt war. Zu erwähnen ist in diesem Zusammenhang die Zusammenstellung der oben schon erwähnten drei Übungskategorien »Ming-Gong«, »Xing-Gong« und »Xing-Ming-Jian-Xiu«.

Die Erfindung des Drucks mit beweglichen Lettern verhalfen Qigong in der Song-Zeit zu einem großen Aufschwung, zumal Qigong auch vom Hof gefördert wurde. So wurden nicht nur verstreute Qigong-Schriften wieder eingesammelt, geordnet und bereichert, sondern es entstanden auch eine Reihe neuer Werke. Unter den Literaten taten sich besonders Lu You, Quyang und Su Dongpo hervor, die hauptsächlich das Jing-Gong (ruhendes Qigong) und Dao-Yin (Führung oder kombinierter Atem und gymnastische Übungen) erforschten.

Die Ming-Dynastie (1368 bis 1644)
Die Qing-Dynastie (1644 bis 1911)

In der Ming-Zeit war Qigong weit verbreitet, und es wurde noch mehr Fachliteratur publiziert. In den medizinischen Fachbüchern fanden sich mehr Ausführungen zum Qigong denn je zuvor. Das Buch »Zun sheng ba jian«, das 1884 ins Englische übersetzt und viel in der Welt bewundert wurde, enthält z. B. zahlreiche brillante Interpretationen. Chen Jiru hat in seinem »Yang sheng fu yu« die Bedeutung der dialektischen Anwendung des Qigong hervorgehoben, vor allem aber verschiedene Qigong-Methoden wie die scheinbare und wirkliche, kalte und warme zusammengestellt, was besonders für die Qigong-Therapie bis heute von Nutzen ist. Die wichtigste wissenschaftliche Errungenschaft in der Ming-Zeit ist wohl die Veröffentlichung des Mammutwerkes »Quan dao chang«. Ein beachtlicher Teil in den 5486 Abteilungen dieses Werkes behandelt Qigong-Übungen. Viele Qigong-Literatur aus alten Zeiten konnte dank dieser Sammlung überliefert werden.

In der Qing-Zeit hat die Qigong-Lehre zwar auch gewisse Fortschritte gemacht, aber nicht so eine Entwicklung erfahren wie in der Ming-Zeit.

Die Zeit von 1911 bis heute

In dem Zeitraum von 1911 (Xinhai-Revolution) bis 1949 (Gründung der Volksrepublik China) hat sich Qigong kaum entwickelt, es war sogar dem Verfall preisgegeben. Erst nach der Gründung der Volksrepublik China hat man Qigong wieder große Wertschätzung entgegengebracht. 1955 wurde in der Stadt Tangshan das erste Institut für Qigong-Forschung und -Therapie ins Leben gerufen, und 1957 wurde in Shanghai ein Qigong-Sanatorium gegründet. Danach veranstaltete man zur Popularisierung des Qigong landesweit Qigong-Kurse und setzte in vielen Krankenhäusern und Sanatorien Qigong als Therapie ein.

Auf diesen Aufschwung folgte dann aber die bekannte zehnjährige Katastrophe der Kulturrevolution (1966 bis 1976), in der das chinesische Qigong fast zerstört wurde. Seit 1978 wird Qigong wieder ins Geleise gebracht. Die Hochschule für Chinesische Medizin in Beijing, die Hochschule für Chinesische Medizin in Shanghai und das Institut für Atomkernforschung der Academia Sinica haben in Zusammenarbeit mit Hilfe der modernen Technik das Innen-Qi und das Außen-Qi untersucht und durch Messungen eindeutig bestätigt, daß das Qi des Qigong auf eine bestimmte materielle Basis zurückzuführen ist. Somit wurde Qigong zu einer modernen Wissenschaft erhoben, die der Erforschung des menschlichen Lebens dient. Am 12. September 1981 wurde in Beijing die Gesellschaft der Qigong-Forschung Chinas ins Leben gerufen, der dann verschiedene ähnliche Gesellschaften folgten.

Der oben skizzierte historische Überblick mag dem Leser verdeutlicht haben, daß die Qigong-Geschichte, wie die chinesische Geschichte überhaupt, einen holprigen Weg hinter sich hat. Es gab glänzende Zeiten, aber auch schwierige Perioden. Aber trotz zahlreicher Schwierigkeiten in Vergangenheit und Gegenwart beweist Qigong, diese alte Wissenschaft, bis heute immer noch seine Vitalität.

Der Wert des Qigong für die moderne Industriegesellschaft

Zwischen der alten chinesischen Tradition des Qigong und unserer fortgeschrittenen, rationalistischen Industriegesellschaft besteht nur scheinbar ein unüberbrückbarer Widerspruch. Ich bin der Meinung, daß die durch die moderne Zivilisation geschädigten Menschen mehr denn je eine ganzheitliche, harmonisierende Kunst wie das Qigong benötigen.

Mit der Wandlung der ökonomischen und gesellschaftlichen Verhältnisse durch die Entwicklung von Wissenschaft und Technik hat sich besonders im Westen die Geisteshaltung des modernen Menschen radikal verändert. Von jenem natürlichen Menschen der Urgemeinschaft, der aufs engste mit der Natur verbunden war, hat er sich zum gesellschaftlichen Menschen entwickelt, der sein Denken und Handeln weitgehend nach gesellschaftlich-ökonomischen und materiellen Erfordernissen ausrichtet. So hat er zwar eine hochentwickelte Zivilisation und einen nie dagewesenen materiellen Reichtum gewonnen, andererseits aber hat er sowohl die Beziehung zum Metaphysischen als auch zu der Ganzheit der Natur verloren. Indem er bewußt oder unbewußt mehr und mehr auf die Anpassung an den

Rhythmus der Natur verzichtet oder diesem sogar zuwidergehandelt hat, ist seine instinktive Verbindung mit der Natur verkümmert. So hat sich der moderne Mensch auch seiner eigenen Natur entfremdet.
Die Folge dieses naturentfremdeten Lebens sind eine Fülle von psychischen und physischen Krankheiten, treffend auch »Zivilisationskrankheiten« genannt. Der Mensch kann einfach auf die Dauer nicht unbeschadet in einer solchen Naturferne existieren.

Ein Weg, dieses Übel an der Wurzel anzugreifen, ist Qigong, denn – das dürften die bisherigen Ausführungen verdeutlicht haben – diese Therapie ist wie wenige dazu geeignet, den Kranken zum Bewußtsein seiner eigenen Natur zu führen, die gestörten Körperfunktionen zu regulieren, die Harmonie zwischen Mensch und Umwelt wiederherzustellen und auf diese Weise Gesundheit und Langlebigkeit zu ermöglichen.

Das heißt natürlich nicht, daß man die Zeit zurückdrehen könnte. Auf Grund ihrer universellen Perspektive berührt die Qigong-Lehre viele moderne Wissenschaften, und zwar nicht nur, wie oben angedeutet, Philosophie, Psychologie, Soziologie und Medizin, sondern auch Naturwissenschaften wie Biologie, Chemie, Physik, Astronomie und Meteorologie. Die Wissenschaftler in alten Zeiten haben zwar den Rahmen für die Qigong-Lehre abgesteckt, verschiedene theoretische Schwierigkeiten gelöst und wirksame Übungsmethoden erfunden, es ist jedoch unsere Aufgabe, Qigong den Erfordernissen unserer Zeit anzupassen, es den modernen Kenntnissen entsprechend theoretisch weiter auszubau-

en und mit moderner Technik in Verbindung zu bringen.
Ich bin davon überzeugt, daß Qigong auch außerhalb Chinas einen wichtigen Beitrag für das Wohl der Menschen leisten wird.

Kapitel III

Qigong als Weg zur Gesundheit und zu einem langen Leben

1. Qigong als Disziplin der traditionellen chinesischen Medizin

In den folgenden Kapiteln soll der Leser nun mit der Praxis der gesundheitsfördernden Qigong-Übungen vertraut gemacht werden. Bevor ich jedoch auf die Übungsmethoden und deren Wirkung auf den Organismus eingehe, soll noch ein Exkurs über Qigong als Disziplin der traditionellen chinesischen Medizin den wissenschaftlichen Rahmen abstecken, innerhalb dessen sich diese Therapie bewegt.

Der physiologische Aspekt des Qigong führt folgerichtig zur Medizin, und so hat von jeher die chinesische Medizin Qigong als wichtige Heilmethode erforscht und angewendet. Ich verweise auf das Handbuch der Inneren Medizin des Gelben Kaisers aus der Zeit der Streitenden Reiche, in dem schon Qigong zum Thema gemacht wurde, wie ich oben ausführte.

Nach allem, was ich oben über die Weltanschauung und das Menschenbild der Chinesen sagte, versteht es sich von selbst, daß auch die traditionelle medizinische Wissenschaft sich wesentlich von der modernen westlichen Medizin unterscheidet, denn sie hat ihre Basis in der Philosophie und nicht in der Naturwissenschaft westlicher Prägung. Wenn der Organismus des Menschen als Teil eines großen kosmischen Organismus verstanden wird, so ist er auch den gleichen Gesetzen unterworfen, und diese lassen sich – wie ich oben ausgeführt habe – auf das Qi als alle Lebensprozesse bestimmende Energie und die polaren Kräfte Yin und Yang zurückführen, welche die Art und Weise der Lebensbewegung bestimmen. Kernpunkt der chinesischen Medizintheorie ist QI HUA LUN, die Qi-Lehre, die zwei grundlegende Prozesse der Lebensbewegung des menschlichen Körpers, erläutert: die Gesetzmäßigkeiten der Genesis und der Auflösung des Qi. Krankheit wird infolgedessen nicht wie in der naturwissenschaftlichen Medizin als funktionelle Störung betrachtet, die die unterschiedlichsten Ursachen haben kann (z. B. erbliche Defekte, von außen einwirkende Krankheitserreger, psychische und soziale Gegebenheiten usw.), sondern als eine Störung der Qi-Zirkulation im Körper, wodurch es zum Mißverhältnis zwischen den fünf Elementen kommt (vgl. Kap. I, 2), wodurch also das Gleichgewicht zwischen Yin und Yang aus der Balance gerät. Die naturwissenschaftliche Medizin gründet ihre Heilmethoden auf die Analyse der Krankheit nach den kausallogischen Gesetzen von Ursache und Wirkung, mathematischen Meßmethoden, statistischen Überprüfungen etc. Diesem analytischen Denken steht das synthetische Verfahren der chinesischen Medizin gegenüber. Die traditionelle chinesische Medizin ist eine Ganzheitsmedizin, die die ganze Persönlichkeit in ihrer Einheit von Körper, Seele und Geist im Auge behält. Möglichst alle Phänomene der Lebensäußerung werden beobachtet und zu einem Gesamtbild zusammengesetzt. Die Therapie ist dementsprechend nicht auf Ausschaltung begrenzter Ursachen ausgerichtet, sondern auf die Wiederherstellung der Harmonie der gesamten Persönlichkeit. So wird es verständlich, daß in der chinesischen Medizin die Meditation eine bedeutende Rolle bei der Therapie spielt.

Wie diese Harmonisierung durch Meditation in der Praxis der Qigong-Übungen durchgeführt wird, wird der Leser weiter unten bei der Beschreibung der Übungsmethoden erfahren. Vorher müssen wir aber noch auf die Bedeutung der Meridiane eingehen, da die Kenntnis dieser eigentümlichen chinesischen Lehre wichtig für die erfolgreiche Durchführung der Qigong-Übungen ist.

2. Die Lehre von den Meridianen

Die Lehre von den Meridianen hat in der chinesischen Medizin und der Qigong-Theorie im besonderen eine zentrale Bedeutung. Sie handelt von den physiologischen Funktionen und pathologischen Veränderungen der Meridiane des menschlichen Körpers sowie deren Beziehungen zu den Zangfu-Organen. Meridiane sind Leitbahnen für die Zirkulation des Qi im Körper, sie sind Informationswege für den Kreislauf von Lebensenergie und Blut und sorgen für die Verbindung des Organsystems (Zangfu-Systems) und der Gliedmaßen, von oberen und unteren Körperteilen und für die Regulierung der inneren Verhältnisse der inneren Körperteile. Man unterscheidet Hauptmeridiane (jing = Weg, Verlauf), dem Stamm eines Baumes vergleichbar, die sich im tieferen Gewebe des Körpers befinden, und

Netzkanäle (luo = Netz), die man mit den Ästen eines Baumes vergleichen könnte. Sie sind Abzweigungen von den Hauptkanälen, feiner als diese und befinden sich überall im Körper, hauptsächlich aber mehr im oberen Gewebe. Die Hauptleitbahnen sind Zirkulationswege des Qi, die Netzleitbahnen Wege des Blutes, die auf das Qi der Hauptmeridiane reagieren. Die Hauptmeridiane sind spiegelbildlich im Körper angeordnet, außerdem gibt es noch unpaarmäßige Leitbahnen, von denen der DU-MAI-Kanal auf der hinteren Mittellinie und der REN-MAI-Kanal auf der vorderen Mittellinie des Körpers die wichtigsten sind.

Die Funktion der Meridiane liegt hauptsächlich darin, vitale Energie und Blutbeschaffenheit zu regulieren und Yin und Yang zu harmonisieren, damit die Gesundheit erhalten bleibt. Denn unter den wichtigen Faktoren des Lebens spielen Energie und Blut, von denen Jing und Shen herkommen, die bedeutendste Rolle. Bei dem Zusammenspiel von Energie und Blut ist Qi der Leiter, der das Blut transportiert.

Auf jedem Meridian sind viele empfindliche Punkte verteilt, die Verbindung mit verschiedenen Organen ha-

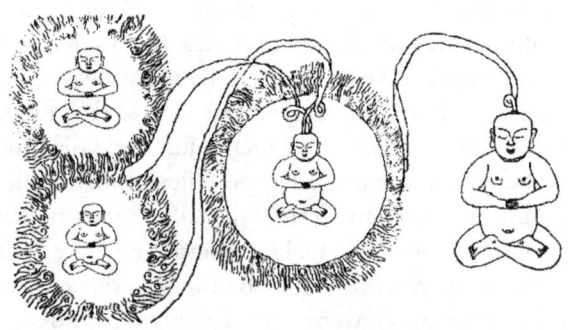

ben und das Qi der Meridiane zur Oberfläche des Körpers leiten. Dies sind die Akupunkturpunkte. Wenn diese Punkte stimuliert werden, breitet sich im Körper ein ungewöhnliches Gefühl aus (z. B. ein Gefühl des ziehenden Muskelschmerzes, Völlegefühl, Prickeln, Druckgefühl etc.), welches durch bestimmte Leitungen, nämlich die Meridiane, fließt.

Meridiane sind also die Stellen zur Balancierung und Harmonisierung des dynamischen Gleichgewichtes im menschlichen Körper. Entsteht eine Störung in der Leitung, so erscheint diese als Krankheit. Verliert man Shen, d. h. Geist, spirituelle Energie (shi-shen = shen in Unordnung), kann dies zum Tode führen. Daher ist das Durchlässigmachen der Meridiane besonders wichtig. Natürlich existiert kein lebendiger Mensch, dessen Meridiane nicht durchlässig sind. Aber es gibt verschiedene Stufen der Durchlässigkeit, und nur, wenn man die Meridiane mit gutem Qi ernährt und ihnen zur maximalen Durchlässigkeit verhilft, können schnelle Regulierungen des ganzen Körpers durchgeführt werden. Einen besonders effektiven Weg hierzu bieten die Qigong-Übungen.

Der kritische Leser, der in den Kategorien naturwissenschaftlicher Gesetzmäßigkeiten zu denken gewohnt ist, wird nun nach sichtbaren und meßbaren Beweisen für dieses Meridiansystem im Körper fragen. Ich muß eingestehen, daß dieses – bisher jedenfalls – anatomisch nicht nachweisbar ist. Wie aber, so werden Sie fragen, kann man eine ganze Wissenschaft denn auf eine solche Annahme aufbauen? Hierauf kann ich antworten, daß es sich um ein Erfahrungswissen handelt.

Es gibt heute wie in früheren Zeiten immer wieder Menschen, die über die Fähigkeit zu außergewöhnlichen Sinneswahrnehmungen verfügen. Ich persönlich hatte, wie ich im Vorwort mitgeteilt habe, als Kind auch solche Sonderfähigkeiten, die sich in der Sensibilität meiner Hände äußerten. Diese Fähigkeiten sind mit der Zeit allmählich verlorengegangen, durch Qigong-Übungen aber wieder aktiviert worden. Allerdings unterscheidet sich meine jetzige Wahrnehmungsfähigkeit qualitativ und quantitativ ganz stark von der in meiner Kindheit: sie ist nicht mehr so intensiv, exakt und natürlich. Mit Sicherheit waren Fähigkeiten dieser Art bei unseren Vorfahren häufiger verbreitet als bei uns modernen Menschen. Die Alten lebten ja ein ganz einfaches Leben, und es gab, was Gefühlsregungen betrifft, nicht so viele Störungen wie in der heutigen Zeit. Derjenige, der eine derartige außergewöhnliche Sinneswahrnehmung hat, kann die Existenz des Shen und des Qi, das Dasein der Meridiane und der Zangfu-Organe wahrnehmen und ist in der Lage, die Verbindung zwischen Mensch und Natur zu erkennen. So gelangt er durch »Innensehen« zur richtigen Erkenntnis der eigenen Lebensbewegungen. Dieses Innensehen kann durch die Qigong-Übungen angeregt und zu immer höheren Stufen der Wahrnehmung und Bewußtheit entwickelt werden.

Die Erfahrungen mit der Akupunktur, die ja auch in die westliche Medizin Eingang gefunden hat, sind ein Beweis für die Richtigkeit der Meridian-Theorie. Die Existenz des Qi und der Meridiane ist also durch die jahrtausendealte Praxis der Chinesen bewiesen.

3. Die Grundprinzipien der Qigong-Methode

In China gibt es zahlreiche Qigong-Schulen, an die tausend Arten der Qigong-Übung sind überliefert. Aber trotz der Vielfalt und Variationen sind sie alle in dem einen Punkt gleich, daß drei wichtige Momente der Qigong-Übung unentbehrlich sind: a) die Regulierung des Bewußtseins (tiao-xin); b) die Regulierung des Atems (tiao-xi); c) die Regulierung des Körpers (tiao-shen). Gleichgültig, um welche Qigong-Methode und welchen Begründer derselben es sich handelt, wenn eines dieser drei Momente fehlt, ist die Wirksamkeit der Übung in Frage gestellt. Diese drei wichtigen Faktoren sind nämlich die drei grundlegenden Maßstäbe der Qigong-Übung und müssen harmonisch aufeinander abgestimmt sein, ob es nun um eine niedrigere oder höhere Stufe des Qigong geht. Dies zeigt uns sowohl die traditionelle als auch die moderne Qigong-Praxis deutlich. Nur auf diese Weise kann sich der Qigong Praktizierende ganz natürlich entspannen und in die Ruhe geraten, Übung mit Erholung verbinden und gleichzeitig XING

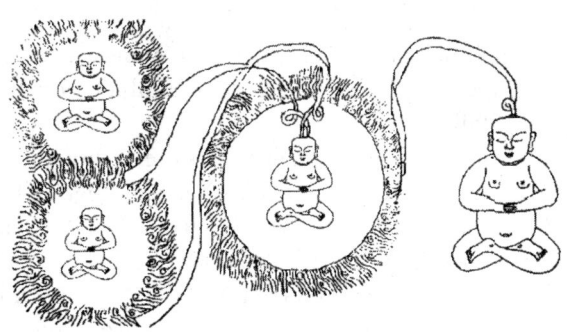

und MING trainieren. Denn Sichentspannen, in den ruhigen Zustand geraten und so die Segel dem Wind überlassen sind die Grundanforderungen der Qigong-Übungen und ziehen sich durch den ganzen Prozeß verschiedener Übungsphasen.

Regulierung des Bewußtseins

Bewußtsein kann als Denken oder auch als geistige Bewegung verstanden werden und ist die spezielle Funktion des menschlichen Gehirns. Es ist erworben und nicht angeboren. Ganz am Anfang des Lebens gibt es keine Bewußtseinsbewegung. Erst mit der Ansammlung der Lebenserfahrungen und mit der Weitergabe der Sprache durch die Erwachsenen, mit dem Entstehungs- und Entwicklungsprozeß des zweiten Informationssystems beginnt im menschlichen Gehirn allmählich die Bewußtseinsbewegung, die vor allem mit Hilfe der Begriffe realisiert wird. Sie enthält also nicht nur die durch Augen, Ohren, Nase, Zunge und Körper gewonnenen sinnlichen Erkenntnisse, sie hat auch die Entstehung der Begriffe sowie die Fähigkeiten wie Analysieren, Zusammenfassen, Schlußfolgern, Beurteilen, Erinnern, Assoziieren oder sogar Entdecken und Erfinden zum Inhalt. In der Theorie der chinesischen Medizin und des Qigong wird der Begriffsinhalt jedoch noch weiter gefaßt.

Regulierung des Bewußtseins bedeutet Übung des Bewußtseins. Das heißt, daß man bei der Qigong-Übung die Großhirnrinde dermaßen zur Ruhe bringt, daß sich nun alles auf die Übung konzentriert: es ist nämlich die Methode des »einzigen Gedankens«, der tausend Gedanken ersetzt, damit der Qigong-Praktizierende in die höchste Ruhe geraten kann und sich dann in einem Zustand der Leere, Entspannung, Freude und Seligkeit befindet. Es ist eine Zwischenphase zwischen Wachsein und Schlaf und will schließlich auf die Harmonisierung der vitalen Energie und Blutbeschaffenheit und auf das Durchlässigmachen der Meridiane hinaus, und zwar mit dem Ziel, physiologische Funktionen und Fähigkeiten des Körpers zu stärken, Krankheiten zu bekämpfen und das Leben zu verlängern.

Das Wichtigste bei der Regulierung des Bewußtseins ist YI-SHOU (yi = Bewußtsein/Gedanke; shou = halten/einhalten/festhalten). Yi-shou ist ein Fachbegriff des Qigong und beinhaltet den ungezwungenen Vorgang der vollen Konzentration und des Hineingeratens in die totale Ruhe, meint die völlige Konzentration der Bewußtseinsbewegung während der Qigong-Übung auf einen bestimmten Körperteil oder auf einen bestimmten Gegenstand außerhalb des Körpers. Yi-shou hat also eine konzentrierende Funktion, indem es die Methode anwendet, »tausend Gedanken durch einen zu ersetzen«. Zum Beispiel heißt die Konzentration auf die Sonne Yi-shou-Sonne; die Konzentration auf das Meer heißt Yi-shou-Meer; die Konzentration auf eine schöne Blume heißt Yi-shou-Blume; die Konzentration auf den eigenen Bauchbereich heißt Yi-shou-dantian... Kurzum: um so schnell wie möglich die totale Ruhe zu erreichen, muß man sich die Methoden des Yi-shou aneignen.

* Die Yi-shou-Prinzipien

Von ganz zentraler Bedeutung ist es, daß man bei der Qigong-Übung die Yi-shou-Prinzipien beherrscht, die man in China als SI SHOU FEI SHOU, RUO YOU RUO WU und MIANMIAN RUO CUN bezeichnet. Si shou fei shou – was man etwa übersetzen kann mit »sich nur scheinbar, aber nicht wirklich konzentrieren« – besagt, daß man beim Yi-shou sich nicht zu steif und fest auf einen Gegenstand bzw. einen Körperteil konzentrieren soll. Dies kann nämlich zu einem schweren, gekünstelten Yi-shou führen. Stattdessen soll man sich entspannen. Wird der Grad des Yi-shou übertrieben, kann dies, obwohl nun Tausende andere Gedanken tatsächlich beseitigt wurden, Kopfschmerzen, Geistanstrengung und Bauchverstimmung usw. herbeiführen. Yishou soll ganz natürlich und locker sein, dergestalt, daß es trotzdem nicht zu anderen Gedanken kommt. Nach einer Weile lockerer und natürlicher Konzentration oder Yi-shou setzt sich Zhen-Qi im Körper in Bewegung. Gerade in diesem Moment schwindet auch der Gedanke der Konzentration und wandelt sich in FEI SHOU: sich nicht wirklich konzentrieren.

RUO YOU RUO WU – etwa mit der Bedeutung »scheinbar da, scheinbar nicht da« – besagt, daß man während des Yi-shou die Existenz eines Gegenstandes nicht mit den Sinnesorganen, sondern mit dem Bewußtsein spürt und bei ihm bleibt. Deswegen sollte der Gegenstand, auf den man sich konzentriert, nicht zu konkret, sondern nur »scheinbar« da sein. Er erscheint dann zwar allgemein, diffus und abstrakt, ist aber doch ein Symbol des tatsächlich existierenden Gegenstandes, der aber »scheinbar nicht da« ist.

Wenn man die zwei Prinzipien – »si shou fei shou« und »ruo you ruo wu« realisieren und jedesmal bei der Qigong-Übung auch in einen solchen Zustand geraten kann, wird nun »mianmian ruo cun« auch ganz natürlich verwirklicht, was etwa so viel heißt wie »ganz sanft und ungefähr«.

* Die Methoden des Yi-shou

1) Konzentration auf Dantian (yi shou dantian fa): Konzentration des Bewußtseins auf den oberen, mittleren und unteren Dantian-Bereich.
2) Konzentration auf partielles Zhen-Qi (yi shou jubu zhen qi fa): Konzentration des Bewußtseins auf das Zhen-Qi in einem bestimmten Körperteil bzw. Organ. Diese Methode benutzen meistens diejenigen, die keine Qigong-Anfänger mehr sind. Mit dieser Methode kann man die Farben des Qi sehen, man kann auch die Gefühle spüren, die beim Zusammenziehen oder Schwinden des Zhen-Qi entstanden sind.
3) Dynamische Konzentration (dongtai yi shou fa): Die Konzentration richtet sich nicht auf einen festen Punkt, sondern bewegt sich in einem bestimmten Bereich im Körper.
4) Komplette Konzentration (zhengti yi shou fa): In der Vorstellung kommt die Quintessenz des Himmels und der Erde oben durch den Kopf in den Körper hinein, vermischt sich mit den Geweben bzw. Organen zu einer blattförmigen Einheit und sinkt – harmonisch fließend, den ganzen Körper füllend – von oben nach unten.
5) Atmungskonzentration (yi shou huxi fa): Das Bewußtsein konzentriert sich auf die eigene Ein- und Ausatmung, wobei einmal ein- und ausatmen eine Einheit bildet und so bis hundert- oder tausendmal wiederholt werden kann.
6) Entspannte Konzentration (yi shou fangsong fa):

Das Bewußtsein konzentriert sich auf eine völlig entspannte Stelle des Körpers.

7) Öffnen und Schließen des Infektionsherdes sowie die Rotation (bingzao kai he, xuanzhuan yi shou fa): An der Stelle pathologischer Veränderung langsam die Bewußtseinsbewegung zum Öffnen, Schließen oder Kreisen führen, wobei die Bewegung zuerst in der Uhrzeigerrichtung, dann gegen den Uhrzeigersinn kreist. »Öffnen«, »Schließen« und »Kreisen« wird am besten 18-, 36- und 22mal durchgeführt.

8) Konzentration auf eine Akupunkturstelle (yi shou xuewei fa).

9) Vorstellung und Konzentration (cun xiang yi shou fa): Schöne Ereignisse und Landschaften als Vorstellungsbilder wachrufen und sich darauf konzentrieren, wie z. B. blauer Himmel, strahlende Sonne oder glänzender Mond, schöne Blumen, grüne Berge und klares Wasser, weites Steppenland, weite schneebedeckte Fläche, grenzenloses Meer usw. Die Vorstellung konzentriert sich auf eins der erwähnten Bilder, um so in die Ruhe zu kommen.

10) Still vor sich hin sprechen (monian yi shou fa): Positive Wörter wie »Entspannung«, »Ruhe«, »Freude«, »Gesundheit« wählen und still und ganz gewissenhaft vor sich hin sprechen, wobei die Aussprache klar, deutlich und harmonisch sein muß. Die Stimme kann auch nur im Geist gehört werden – Stimme, die vom Mund ausgesprochen, vom Ohr gehört und vom Gedanken beachtet wird.

11) Hineinhören (nei ting yi shou fa): Dem Singen von Vögeln und Summen von Insekten in der Natur zuhören; sich fröhliche, leichte und schöne Musik anhören;

dem eigenen Herzrhythmus oder dem besonderen Ton der Meridiane bei der Qi-Bewegung lauschen.

Drei Phasen in die Ruhe

»In die Ruhe geraten« (ru-jing) geschieht erst im unbewußten Zustand nach bewußter Übung. Bestimmt von der Unterschiedlichkeit der körperlichen Verfassung, der Dauer der Qigong-Übung und dem erreichten Niveau ist der Grad des In-die-Ruhe-Geratens auch verschieden. Der allgemeine Vorgang entwickelt sich von der Oberfläche bis in die Tiefe und verteilt sich dementsprechend in Unter-, Mittel- und Oberstufe.

1) Unterstufe: Die Körperstellung ist natürlich und bequem; der Atem ist harmonisch; die Gemütslage ist ruhig, und der Geist konzentriert sich. Verschiedene Gedanken verringern sich mit der Zeit, sind jedoch noch nicht völlig beseitigt. Die Reaktion auf die Reize der Außenwelt ist in gewissem Maße geschwächt, und im Körper kann bereits ein gewisses Qi-Gefühl entstehen.

2) Mittelstufe: Aufgrund der Unterstufe reduzieren sich langsam die übrigen Gedanken, bis sie vollständig verschwinden. Das Bewußtsein wird immer reiner. Obwohl der Klang von der Außenwelt noch wahrzunehmen ist, will das Ohr nicht hören. Die psychische Verfassung ist schon beruhigt, und der Gedanke kann nach Belieben gerufen werden. Ein angenehmes Gefühl wie beispielsweise ein leichtes, schweres, warmes, kühles, prickelndes, kitzelndes oder ein stechendes Gefühl wird häufig wahrgenommen.

3) Oberstufe: Aufgrund der Mittelstufe wird das Gefühl der Ruhe immer intensiver, bis schließlich die Störung der Außenwelt nicht mehr spürbar und alle Ge-

danken ausgeschlossen sind. Geschlossen sind Augen, Ohren, Nase, Zunge, Körper und Bewußtsein – lautlos wie in der Leere, regungslos wie stilles Wasser. Das Gefühl schwebt über Wolken und fliegt durch Nebel – fern dem Lärm der Menschenwelt –, ein Gefühl, das sich im Grunde nicht in Worten ausdrücken läßt.

Regulierung des Atems

TIAO-XI ist eine Methode, mit Hilfe des Bewußtseins den Atem zu regulieren, um so die normalen Atmungsweisen FENG-XIANG, CHUAN-XIANG und QI-XIANG umzuwandeln zu XI-XIANG des Qigong. »Feng-xiang« bedeutet kurzatmig sein, wobei der eigene stoßartige Atem leicht zu hören ist. Beim »chuan-xiang« ist zwar der Atem nicht mehr zu hören, er ist aber immer noch nicht unbehindert. »Xi-xiang« ist schon fast lautlos und störungsfrei, jedoch noch nicht ganz fein und gleichmäßig. Der »Xi-xiang-Atem« ist völlig entspannt, ruhig, gelassen und natürlich, nicht langsam, auch nicht schnell – ganz so, wie die Seidenraupen im Frühling Seidenfäden spinnen.
Die Methode des Tiao-xi bewirkt die Verbindung zwischen Bewußtsein und Qi, bringt das postnatale Qi in Gang, um das pränatale Qi zu ergänzen. Gelungene Regulierung des Atems kann nicht nur das Zhen-Qi des menschlichen Körpers erwecken, die vitale Energie und Blutbeschaffenheit harmonisieren und innere Organe massieren, sie ist auch ganz nützlich für die Entspannung des Körpers, die Vereinigung von Bewußtsein und Qi, die Ruhe des Gehirns und die Anwendung des Bewußtseins. Es ist ersichtlich, daß Tiao-xi ein wichtiger Bestandteil der Qigong-Übung ist. Aber man sollte

der Regulierung des Atems ganz natürlich ihren Lauf lassen und sie nicht erzwingen wollen. Denn einerseits führt Übereile nicht zum Ziel, andererseits kann sie sogar zu negativen Wirkungen führen.

Es gibt im traditionellen chinesischen Qigong insgesamt 44 Atmungsweisen. Ich möchte hier aber dem Leser nur die vier gebräuchlichsten Atmungsarten vorstellen.

– Natürlicher Atem (ziran husi fa)

Der natürliche Atem meint den allgemeinen Atem, der dem natürlichen Rhythmus und den natürlichen Gewohnheiten des Atmens entspricht. Der Qigong-Praktizierende soll bei der Qigong-Übung ganz normal und natürlich wie im alltäglichen Leben atmen, ohne darauf zu achten. Das Bewußtsein soll sich dabei nicht um die eigene Ein- und Ausatmung kümmern, wie wir dies beim Sprechen, Lesen oder Arbeiten tun. So bleibt die Atembewegung natürlich und harmonisch. Der Unterschied zwischen dem natürlichen Atem der Qigong-Übung und dem im alltäglichen Leben besteht hauptsächlich darin, daß das erstgenannte in einem Zustand geschieht, in dem der Körper entspannt, das Bewußtsein reguliert, alle möglichen Gedanken ausgeschlossen sind und das Gehirn sich nun in aller Ruhe befindet. In diesem Zustand wird die Atembewegung eben mit Hilfe der Bewußtseinsbewegung langsam harmonisiert und immer ruhiger, gelassener und natürlicher, bis schließlich Bewußtsein und Atem einander begleiten (YupYyi qi xiangsui). Es gibt mehrere Methoden dieses natürlichen Atmens: Ein- und Ausatmen durch die Nase; Einatmen durch die Nase, Ausatmen durch den

Mund; Einatmen durch den Mund, Ausatmen durch die Nase.

– Tiefer und langer Atem (shen chang huxi fa)

Der tiefe und lange Atem basiert auf dem natürlichen Atem und macht diesen entsprechend dem Maßstab »stabil, ruhig, gleichmäßig und lang« tiefer und länger. Diese Atmungsmethode ist letzten Endes eine Sache des fleißigen Übens – Mühe wird auf Dauer von Erfolg gekrönt. Deshalb sollte man bei der Qigong-Übung nicht willkürlich den Atem anhalten.

– Atem mit Bauchbewegungen (fu shi huxi fa)

Dies ist eine Atmungsweise, die parallel zu der Ein- und Ausatmung bewußt den Bauch ausdehnt und zusammenzieht. Weil bei dieser Atmungsweise die senkrechte Bewegung des Zwerchfells und die Bewegung der Bauchwand nach vorn und hinten zunehmen, ist sie offenbar sehr nützlich für die Magen-Darm-Bewegung und die Verdauung. Das Einatmen kann entweder durch die Nase allein oder durch Mund und Nase realisiert werden, während das Ausatmen durch Mund oder Nase geschehen kann. Atmen mit Bauchbewegungen hat hauptsächlich die folgenden drei Formen:
1. Gewöhnliche Atmungsweise (shun huxi fa): Beim Einatmen dehnt sich der Bauch aus, beim Ausatmen zieht sich der Bauch zusammen.
2. Ungewöhnliche Atmungsweise (ni huxi fa): Beim Einatmen zieht sich der Bauch zusammen, beim Ausatmen dehnt sich der Bauch aus.
3. Atmen und Atem anhalten (ting bi huxi fa): Der

Rhythmus des Atmens mit Bauchbewegungen läßt sich folgendermaßen darstellen: einatmen – halten – ausat-

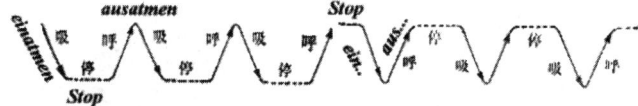

men – halten, das heißt, daß immer eine Pause zwischen Einatmen und Ausatmen gemacht wird. Wir können aber je nach dem Bedarf des Qigong diese Atmungsverhältnisse variieren, so daß es wie folgt abläuft: einatmen – halten – ausatmen oder einatmen – ausatmen – halten. Man kann auch noch die Dauer des Atmens regulieren. Achtung! Niemals willkürlich den Atem anhalten!

– Fötusartiger Atem (tai xi fa)

Bei dem fötusartigen Atmen atmet man, wie dies ein Fötus tut. Man verlangsamt möglichst die Atmungsfrequenz und reduziert die Atmungshäufigkeit auf ein Minimum, und zwar nur ein- bis zweimal pro Minute. Fötusartiges Atmen ist das Ergebnis unablässigen, langwierigen Übens und ist ein Zeichen dafür, daß nun die Atmungsregulierung ein ziemlich hohes Niveau erreicht hat. Ohne beharrliches Üben und ungewöhnliches Können ist es unvorstellbar. Übt man auf der Basis dieses fötusartigen Atmens weiter, wird man unbewußt und ganz natürlich zu einem Zustand kommen, in dem das Atmen »aufhört«. Allerdings ist dies kein tatsächliches Aufhören des Atmens, sondern das Gefühl, daß der Atem scheinbar da, scheinbar nicht da ist. Es ist dies eine konkrete Erscheinungsform der Vereinigung von Himmel und Mensch. Derjenige, der diese Stufe des Qigong erreicht hat, ist in der Lage, mit den Seelen aller Dinge im Kosmos zu korrespondieren.

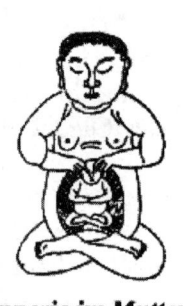
Atmung wie im Mutterleib (langsam)

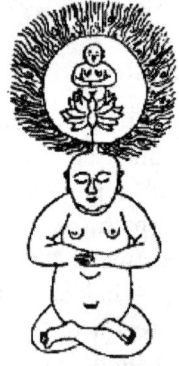
Wiedergeburt

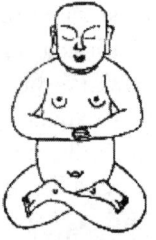
Geschlossene Meditationshaltung

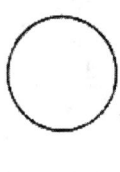
Spüren des universellen Nichts

Allgemein gesagt, sollte man bei der Atmungsregulierung schrittweise vorwärtsgehen und nicht auf rasche Ergebnisse aus sein. Zum einen darf man nicht die aktive Regulierung des Atems vergessen, andererseits darf man aber auch nicht willkürlich zu hohe Anforderungen an die Atembewegung stellen. Denn das zusammenhanglose Streben nach Atmungsregulierung führt nicht zum Ziel, im Gegenteil: die geistige und körperliche Überanstrengung führt möglicherweise zu negativen Reaktionen wie Luftmangel, Herzbeklemmung, Bauchschwellung usw.

Regulierung des Körpers

Regulierung des Körpers heißt, eine richtige Körperstellung bei der Qigong-Übung einzunehmen. Vor allem soll die Körperhaltung entspannt, locker, jedoch nicht schlaff sein: locker und gleichzeitig auch straff, straff, aber nicht steif – genau das, was wir in den bekannten dialektischen Beziehungen kennen: locker und straff zugleich sein; Härte und Milde ergänzen einander. Nur wenn man eine richtige Körperstellung eingenommen hat, kann im Körper erst ein störungsfreier Qi-, Meridian- und Blutkreislauf erfolgen. »Ohne richtige Körperstellung kein zufließendes Qi, ohne fließendes Qi keine Konzentration, ohne Konzentration verliert sich Qi im Chaos.« Zu locker, d. i. schlaff, oder zu straff, d. i. steif, ist für die Qigong-Übungen nicht von Nutzen. Genau in diesem Punkt macht ein Qigong-Anfänger oft Fehler, weil er hier Maß und Grenzen noch nicht gut kennt. Gerade deswegen ist das Erlernen der Körperregulierung ein wichtiger Faktor bei der Qigong-Übung.

Im allgemeinen läßt sich die Körperhaltung des Qigong in vier Stellungen einteilen: stehende, sitzende, liegende und gehende Stellung.

– Die stehende Stellung
(zhan zhuang = stehen + Säule)

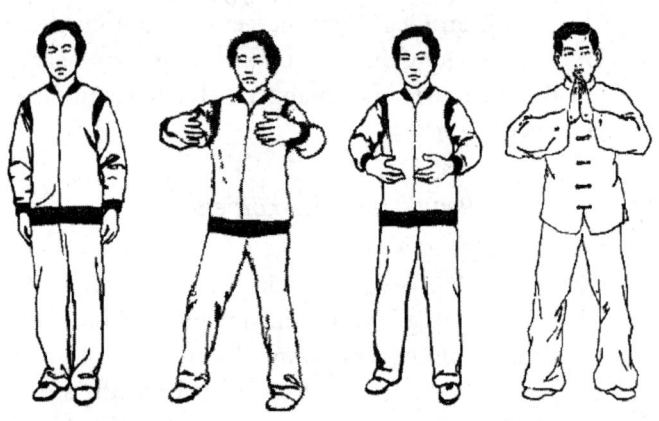

Diese Stellung hat offenkundige Wirkung auf die Stärkung des Körpers und der Kraft, auf körperliche Qualität und die Anregung des Zhen-Qi. Ob Männer oder Frauen, ob man alt ist oder jung, stark oder schwach – jeder kann die stehende Stellung praktizieren. Wie aus der Abbildung zu ersehen ist, gibt es verschiedene stehende Stellungen wie wu ji zhuang, bao qi zhuang, san yuan zhuang, yin yang zhuang, ma bu zhuang, fu hu zhuang, tongzi bai fu zhuang, xiong zhuang, jiang long zhuang usw.

– Die sitzende Stellung (jing zuo = stillsitzen)

Diese Stellung kann im Vergleich zur stehenden Stellung noch leichter für Beruhigung und Konzentration sorgen. Die traditionelle chinesische Medizin ist der Auffassung: Gemütsruhe ruft das harmonische Qi hervor, das dann störungsfreien Blutkreislauf bewirkt. Die Vereinigung von Qi und Blut bringt automatisch einen starken Körperbau mit sich und wehrt krank machen-

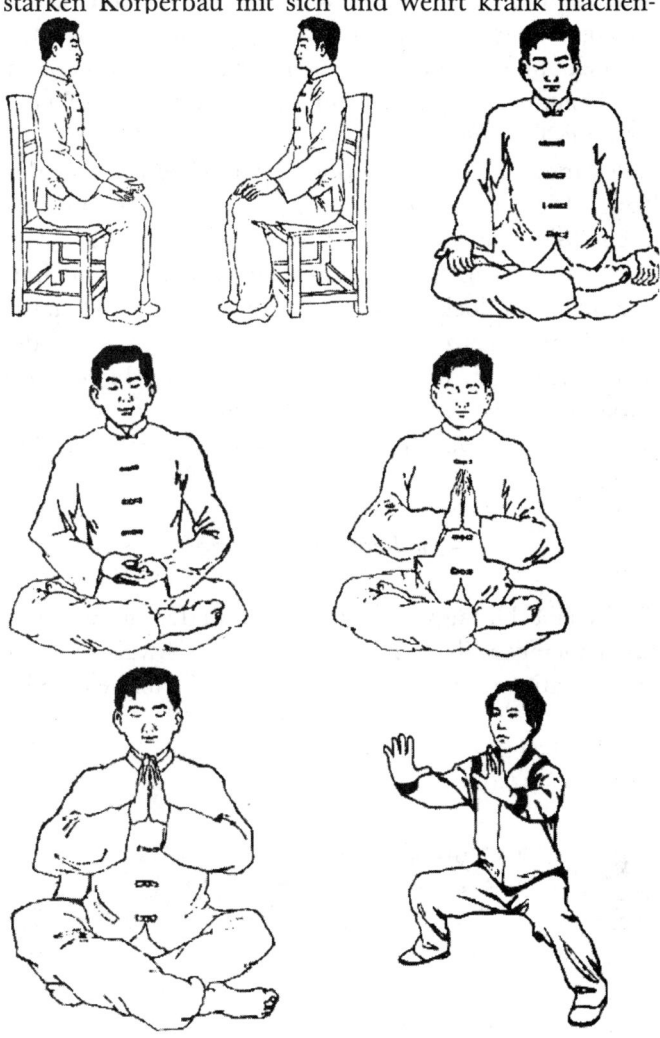

de Einflüsse vom Körper ab. Deswegen ist Jing zuo eine gute Methode zur Gesunderhaltung und inneren Kultivierung. Es kann sowohl Meridiane regulieren oder gar innere Organe beobachten als auch Krankheiten bekämpfen und das Leben verlängern. Außerdem ist es eine wichtige Praxis zur Erforschung der Geheimnisse des Qigong.

Anleitung: Augen und Mund leicht schließen; mit der Zunge leicht den Oberkiefer berühren; gerade und bequeme Sitzstellung mit hängenden Armen, Taille locker, aber nicht schlaff, Bauchmuskeln leicht angespannt, aber trotzdem locker; ruhig bleiben mit einem scheinbaren Lächeln; ganz natürlich atmen. Es gibt verschiedene Sitzstellungen wie duan zuo shi, tuo qiu shi, wan tui xiuxi shi, ziran pan qi shi, guan yin shi, wu xin chao tian shi, dan pan shi, gui zuo shi usw. (siehe Abbildung).

– Die liegende Stellung

Sie ist eine Übungsmethode, die besonders geeignet ist für denjenigen, der sehr ermüdet oder schwach ist. Für einen Patienten, der an chronischer Krankheit leidet

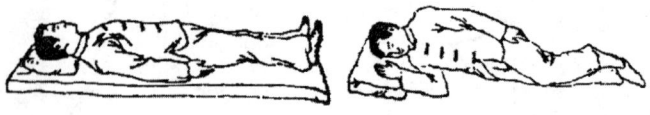

oder Schwierigkeiten mit den Beinen hat, ist die liegende Stellung wohl die beste oder auch die einzige Übungsmethode. Die Abbildung zeigt die wichtigsten Stellungen: ziran wo shi, muo fiu shi, luo zhou qu qi shi und ce wo shi.

– Die gehende Stellung (xingdong = Bewegung)

Diese ist leicht zu erlernen und zu üben und eignet sich im besonderen für die Harmonisierung der vitalen Energie und Blutbeschaffenheit und für die Regulierung der Meridiane.

Meine Erfahrung bei der Körperregulierung des Qigong ist folgende: die Stellen zwischen Augenbrauen, Schultern und Damm entspannen. Nur wenn diese drei Körperzonen entspannt sind, wird der ganze Körper gelockert. Man soll Muskeln, Sehnen, Faszien, Gelenke oder sogar innere Organe entspannen, damit die Gewebe wie Muskeln und Sehnen sich in einem stabilen und lockeren Zustand befinden. Sehr wichtig ist die Vereinigung von Körper und Geist, und man soll eine fröhliche Gemütsstimmung und gelockerte Körperhaltung behalten, und zwar mit einem gelassenen, süßen und herzlichen Lächeln, damit sich zum einen die Muskeln im Gesicht entspannen können und andererseits das Gehirn ein entspanntes Gefühl bekommt, um so in die Ruhe zu geraten. Darüber hinaus soll die Zungenspitze ganz natürlich und leicht den Oberkiefer berühren, um auf diese Weise »erquickenden Tau« (Speichel) zu bekommen.

Zusammenfassend kann man sagen, daß die Regulierung des Bewußtseins, die Regulierung des Atems und die Regulierung des Körpers nicht voneinander zu trennen sind, weil sie sich gegenseitig sehr vorteilhaft ergänzen und fördern. Die Körperhaltung ist wichtig für die Konzentration des Bewußtseins und die Regulierung des Atems. Aber die Regulierung des Bewußtseins ist unter den drei Faktoren das allerwichtigste. Nur wenn die Konzentration des Bewußtseins da ist, kann sich der Körper erst entspannen und ein natürliches Atmen erst erfolgen. Und die harmonische Atmungsweise ist ihrerseits sehr wichtig für die Konzentration des Bewußtseins und die Entspannung des Körpers.

Nur wenn man sich den Übungen gewissenhaft und intensiv widmet, kann man erst die Geheimnisse und wunderbaren Ergebnisse des Qigong erfassen. Man soll natürlich nicht so tun, als reite ein Blinder auf einem blinden Pferd.

4. Die Wirkung des Qigong auf den Organismus

Der Einfluß der Qigong-Übungen auf verschiedene Organe und Strukturen des menschlichen Körpers ist ein komplexer Vorgang. Wie ich schon erwähnte, kann Qigong-Übung Yin-Yang ausbalancieren, vitale Energie und Blutbeschaffenheit harmonisieren, Meridiane regulieren und Zhen-Qi heranbilden, dergestalt, daß man große Vitalität erreichen, die Körperkonstitution kräftigen und die Widerstandsfähigkeit gegen Krankheiten erhöhen kann. Allerdings heißt dies nicht, daß Qigong in der Lage ist, alle Krankheiten zu kurieren, denn jede Heilmethode und Behandlungsweise hat ihre Grenzen und kann daher nicht alle anderen Methoden ersetzen.

Im allgemeinen läßt sich die Wirkung des Qigong auf die Gesundheit in sechs Punkten zusammenfassen: 1) Gesundheitsschutz und Körperstärkung, 2) Abwehr und Heilung von Krankheiten, 3) Kräftigung der Funktionen von Gehirn, Meridianen und Bauchorganen, 4) die potentielle Leistungsfähigkeit des menschlichen Körpers erwecken und stärken, 5) charakterliche Entwicklung des Menschen positiv beeinflussen, 6) Lebensverlängerung.

Im folgenden einige Beispiele für die physiologischen Veränderungen, die durch Qigong-Übungen bewirkt werden.

Atmungsorgan

Die oben dargestellte Methode der Atemregulierung hat einen positiven Einfluß auf die Funktion des Atmungsorgans.

Das Atmungssystem besteht aus Lunge, Luftröhren, Bronchien, Kehle, Nase, die für die Einatmung frischer Luft und die Ausatmung unreiner Luft, also für den normalen Lauf der Lebensbewegung sorgen. Wissenschaftliche Tests haben deutlich gezeigt, daß während oder nach der Qigong-Übung die Funktion der Atmungsorgane gekräftigt ist.

Änderung der Atmungsfrequenz: Im Vergleich zu der Atmungsfrequenz vor der Qigong-Übung verlangsamt sich die Atmungsfrequenz nach der Übung. Nach einem halben Jahr erscheint die Frequenz immer noch in absteigender Tendenz. Außerdem zeigt die Beobachtung, daß der Atem vor der Qigong-Übung unregelmäßig ist, während er nach der Übung einen regelmäßigen bzw. zyklischen Rhythmus aufweist. Viele Qigong-

Meister atmen während der Qigong-Übung nur fünfmal pro Minute.
Verbesserung des Lungenkreislaufs: Während der Qigong-Übung zeigt der Lungenkreislauf eine zyklische Änderung, verbessert sich also unverkennbar durch die Übung.
Änderung der Atmungsfunktion: Durch Experimente konnte demonstriert werden, daß Qigong-Übung die vitale Lungenkapazität vergrößern, die Erneuerungsquote des Sauerstoffs erhöhen und die Durchlässigkeit der Blutkapillaren positiv beeinflussen kann, so daß der Stoffwechsel der Zellen gefördert wird. Durch manche Qigong-Übung kann man nicht nur das Atmen verlangsamen, man kann es sogar halten und im Fall von Sauerstoffmangel Toleranz entwickeln, was für Sportler wie z. B. Bergsteiger und Taucher oder für Raumfahrer sicherlich von großer Bedeutung ist.

Blutkreislaufsystem

Das Blutkreislaufsystem besteht aus Herz, Schlagadern, Blutadern und Blutkapillaren. Durch den Blutkreislauf werden der vom Darm aufgenommene Nährstoff und der von den Lungen aufgenommene Sauerstoff zu verschiedenen Geweben des Körpers transportiert; gleichzeitig werden durch den Stoffwechsel verschiedener Körperorgane entstandenes Kohlendioxyd und andere Schadstoffe über Lungen, Nieren und Haut ausgeschieden. Die Praxis hat bestätigt, daß Qigong Herz, Blutgefäße und Blutzirkulation positiv beeinflußt.
Änderung der Herztätigkeit und des Blutkreislaufs: Während der Qigong-Übungen wird die Fassungskapazität der Blutadern vergrößert und der Rückfluß des

Blutes zum Herzen verringert; die Blutkapillaren werden gedehnt, so daß es zur größeren Durchflußmenge des Blutes führt, manchmal sogar mit einem 15- bis 16fachen Blutandrang. Die Verringerung des Blutrückflusses zum Herzen führt zur Verlangsamung der Herzfrequenz, zur Senkung des Blutdrucks und schließlich zur Entlastung des Herzens. Mit vergrößerten Blutdurchflußmengen nehmen Sauerstoff, Nährstoffe und Hormone auch entsprechend zu. Dies ist nämlich der Grund, warum viele Qigong-Meister trotz hohen Alters kerngesund und rüstig sind. Sehr effizient ist Qigong gegen Bluthochdruck und auch gegen zu niedrigen Blutdruck. Außerdem führen die Übungen zur Stabilisierung des vegetativen Nervensystems.
Änderung des Blutstroms: Qigong-Übung kann geringere oder höhere Blutzufuhr zum Gehirn modifizieren und zu einem Normalzustand bringen. Bei der gedanklichen Konzentration auf bestimmte Körperteile und der Lenkung des Qi-Stroms mit Hilfe der Vorstellungskraft kann man bezüglich des Blutkreislaufs ein Selbstkontrollsystem entwickeln, durch das eine neue Verteilung der Blutdurchflußmenge realisiert werden kann. Dies wurde bei Qigong-Übenden durch Messung der Blutausfuhrmenge bei jedem Pulsschlag, der Blutdurchflußmenge im Gehirn und in den oberen und unteren Gliedmaßen beobachtet.

Gehirn – das Zentralnervensystem

Wie ich oben dargelegt habe, erreicht man durch die meditative Methode der Bewußtseinsregulierung nach den Yi-shou-Prinzipien eine totale Entspannung von Körper und Geist. Diese Beruhigung hat einen direkten

Einfluß auf das Gehirn und das Zentralnervensystem. Vergleicht man das Elektroenzephalogramm während der Qigong-Übung mit demjenigen im Schlaf oder ruhigen Zustand, so zeigt sich, daß sie nicht gleich sind.

Die Praxis macht deutlich, daß, wenn man während der Qigong-Übung in völlige Ruhe geraten ist, die Schwingungsweite der a-Welle im Elektroenzephalogramm 3,5fach erweitert ist, und zwar vom Hinterkopf langsam nach vorne zur Stirn extensivierend. Der Sauerstoffbedarf verringert sich durchschnittlich um 16 %. Das heißt auch, daß man sich durch Qigong-Übung mehr erholen kann als etwa durch Schlaf. Der Stirnbereich ist die höchste Stufe der Gehirnfunktion und zugleich auch der am meisten entwickelte Bereich der potentiellen Kräfte. Wir können behaupten, daß die Qigong-Übung die Verbindung zwischen Stirngebiet und Thalamus, der Hypophyse, herstellt, dermaßen, daß der Qigong-Praktizierende in der Lage ist, den innerkörperlichen Vorgang zu kontrollieren, so daß die von krank machenden Faktoren ausgehenden negativen Stimulationen und spannenden Signale in der Großhirnrinde gemindert oder getilgt werden können. Dadurch wird nun das Zentralnervensystem reguliert und balanciert. Der Stoffwechsel des Hydroxytryptamins kann zwei- bis dreimal höher als bei jemandem sein, der keine Qigong-Übung praktiziert, und die Absonderung des Dopamins verlangsamt sich entsprechend. Die Beobachtung zeigt, daß das Leben desjenigen, der lange Zeit Qigong betreibt, durchschnittlich um 19 Jahre verlängert werden kann.

Verdauungssystem

Auch das vegetative Nervensystem wird durch Qigong-Übung positiv beeinflußt. Sie wirkt sich hinsichtlich der Peristaltik, äußeren Form, Spannung, Entleerung, Absonderung usw. ganz positiv auf Magen und Darm aus. Ich habe einmal an meinem eigenen Körper ein Experiment der Cholerese (Gallenabsonderung) während der Qigong-Übung durchgeführt und entdeckt, daß die Gallenabsonderung während und nach der Qigong-Übung wesentlich aktiver als in einem ruhigen Zustand oder im Schlaf ist. Wenn man den physiologischen Prozeß dieser Erscheinung analysiert, ist dies wohl darauf zurückzuführen, daß durch die Anregung des Vagus sich das Gastrin vermehrt, was sich dann auf die Gallentätigkeit auswirkt. Es wurde gleichzeitig auch entdeckt, daß die Qualität des Biliburins, das ist der gelbbraun-rötliche Gallenfarbstoff, erhöht wurde, und die Konzentration des Biliburins hat ja eine positive Auswirkung auf den Gesundheitszustand.

Qigong kann auch die Speichelabsonderung vermehren. Der Gehalt an Lysozym, das ist ein bakterientötender Stoff im Speichel, und an Amylase, einem Ferment, das die Vorverdauung der Speisen fördert, nimmt zu, wodurch die Verdauung angeregt wird. Deswegen nannten unsere Vorfahren den Speichel »erquickenden Tau« oder auch »feinen Saft«.

Blutbestandteile

Qigong kann die Änderung der Blutbestandteile beeinflussen. Während der Qigong-Übung nehmen eosinophile Leukozyten zu; die Phagozytose der Leukozyten erhöht sich, dementsprechend steigt auch der Index. Die Zuckertoleranz des Blutes ist offenbar während der Qigong-Übung größer als die in dem ruhigen Zustand vor der Übung. Qigong kann die Vitalität der roten Blutkörperchen beim Stoffwechsel der Glukose stärken. Der Gehalt von Cortisol im Plasma nimmt zu.

Mit dem Altern wird die Immunität des Körpers immer schwächer, Qigong ist aber – wie ich schon mehrfach ausführte – eine sehr effektive Methode gegen das Altern. Nach dem 50. Lebensjahr verringern sich die Lymphozyten zusehends, und die Reduzierung bzw. Funktionsschwächung von T-Lymphozyten ist der wichtigste Grund für das Altern. Qigong kann den Prozentsatz von Lymphozyten erheblich erhöhen, um so ihre Funktion gegen das Altern zur Geltung zu bringen. Der Leser möge mir verzeihen, wenn ich es in diesem Kapitel über die Wirkung der Qigong-Übungen auf den Organismus bei einigen Beispielen bewenden lasse. Eine differenzierte, mit genauen Untersuchungs- und Meßergebnissen belegte Darstellung würde für diese Studie zu umfangreich und muß einer medizinischen Facharbeit vorbehalten bleiben. Ziel dieses Buches ist es, dem Leser einen Eindruck von den vielseitigen Wirkungszusammenhängen des Qigong zu vermitteln, damit er die im folgenden Teil beschriebenen praktischen Übungen mit der angemessenen Einstellung und größtmöglichem Erfolg durchführen kann.

Praktischer Teil

12 Qigong-Übungen

Vorbereitung

Die im folgenden beschriebene Ruhestellung gilt als Vorbereitung für alle Übungen

Körperhaltung

Man steht gerade und ganz entspannt mit geschlossenen Füßen, wobei die Fersen einander berühren und die Fußspitzen ein wenig nach außen gerichtet sind. Der Kopf wird aufrecht, aber ganz

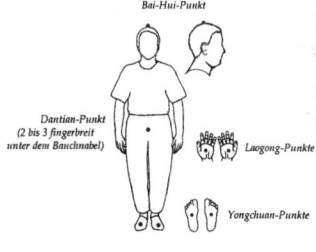

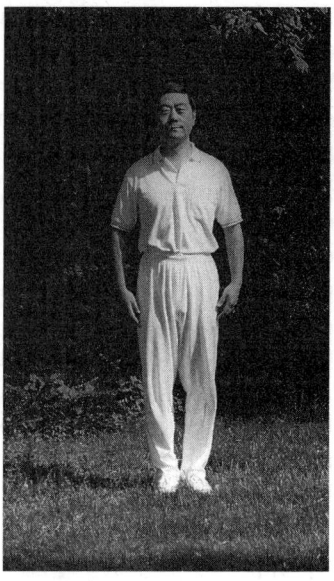

locker gehalten. Die Zunge berührt mit der Spitze leicht den vorderen Gaumen. Schultern und Arme hängen locker herab, so daß die Schultergelenke, Ellenbogen und Handgelenke ganz entspannt sind. Die Brust ist ein wenig vorgewölbt, der Bauch ganz leicht eingezogen, so daß man frei und natürlich atmen kann. Die Wirbelsäule wird gerade gehalten, d. h., Lendenwirbelsäule, Brust- und Halswirbelsäule bilden eine Linie. Die Beine stehen gerade, aber nicht mit durchgedrückten, sondern mit ganz lockeren, leicht gebeugten Kniegelenken.

Mentale Vorbereitung

Man konzentriert seine volle Aufmerksamkeit, am besten mit geschlossenen Augen, auf die Wahrnehmung der Qi-Empfindung, je nach Übung im Dantian-Punkt oder in den Laogong-Punkten. – Der Dantian-Punkt befindet sich etwa drei bis vier Fingerbreit unterhalb des Bauchnabels, die Laogong-Punkte liegen in der Mitte der Handflächen.

Wenn man nach einigen Minuten ein Wärmegefühl oder ein leichtes Prickeln in der Körperzone spürt, auf die man sich konzentriert, beginnt man mit der Bewegung.

Atmung

Der Anfänger atmet am besten in der Art und Weise des natürlichen Atems, wie ich dies oben beschrieben habe. Die Atmung wird dabei mit zunehmender Konzentration und Entspannung auf ganz natürliche Weise ruhig und harmonisch.

ÜBUNGEN

Alle Bewegungen werden – soweit im Übungstext nicht ausdrücklich etwas anderes erwähnt ist – sehr langsam und fließend ausgeführt.

Erste Übung

Übungsablauf
1. Sie stehen in der Ausgangsposition mit geschlossenen Füßen, wie oben beschrieben. Konzentrieren Sie das Qi-Empfinden in den Dantian-Punkt.
2. Setzen Sie den linken Fuß langsam und weich so weit nach links, daß die Füße in Schulterbreite voneinander entfernt stehen.

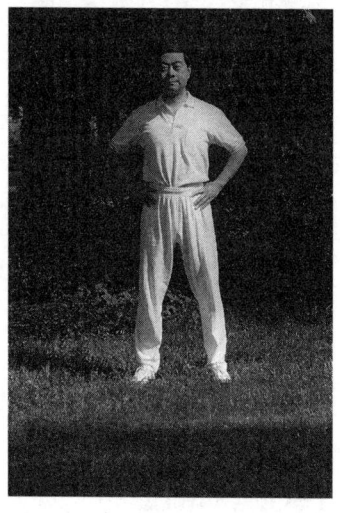

3. Legen Sie beide Hände langsam auf die Hüften, den Daumen nach hinten, die Fingerspitzen nach vorne.
4. Beugen Sie den Oberkörper langsam so tief nach hinten, daß Rücken, Nacken und Kopf eine Verbindung spüren und sich noch ganz entspannt fühlen. – Verharren Sie eine Zeitlang in dieser Stellung. – Bei dieser Rückwärtsbewegung des Oberkörpers sollte die Qi-Empfindung mit Hilfe der Vorstellungskraft wie ein Strom vom Dantian aus über die Hüfte zur Wirbelsäule hinauf bis zum

Wirbelsäule hinauf bis zum Bai-Hui-Punkt, dem Scheitelpunkt des Kopfes, gelenkt werden.

5. Richten Sie den Oberkörper langsam wieder auf.

6. Beugen Sie den Oberkörper langsam nach vorne, bis er ungefähr 45° geneigt ist. Die Wirbelsäule muß dabei gerade, aber ganz locker gehalten werden. – Die Kniegelenke können entweder durchgedrückt oder leicht gebeugt werden, wie man es am bequemsten empfindet.

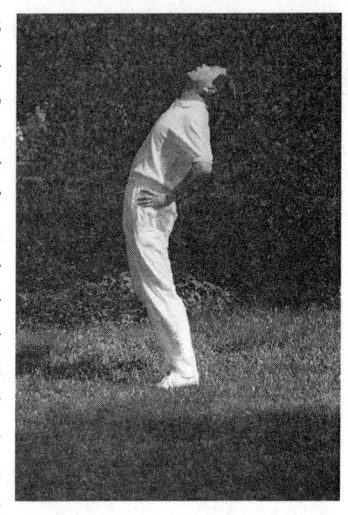

7. Bringen Sie den Oberkörper wieder langsam in die aufrechte Position zurück, und senken Sie die Hände langsam nach unten. – Setzen Sie den linken Fuß langsam neben den rechten, so daß Sie wieder die Ausgangsstellung einnehmen. – Der Qi-Strom fließt vom Bai-Hui-Punkt über das Gesicht zum Dantian zurück.

8. Diese Übung wird mehrere Male wiederholt. Die Dauer beträgt insgesamt

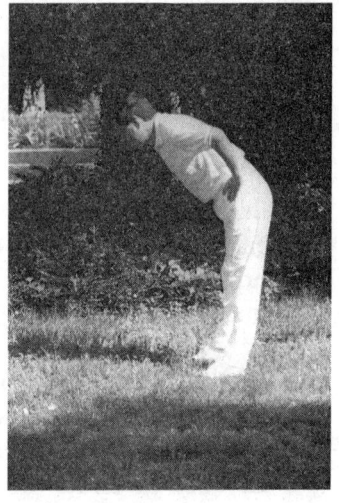

ungefähr fünf bis acht Minuten.

Wirkungsbereich
Hilfe bei Kopfschmerzen, Erkrankungen der Wirbelsäule, Verspannungen der Nackenmuskulatur, Regulierung des Blutdrucks etc.

Zweite Übung

Übungsablauf
1. Sie stehen mit geschlossenen Füßen in der Ausgangsposition. Konzentrieren Sie die Qi-Empfindung in den Laogong-Punkten.
2. Stellen Sie den linken Fuß langsam in Schulterbreite nach links. Die

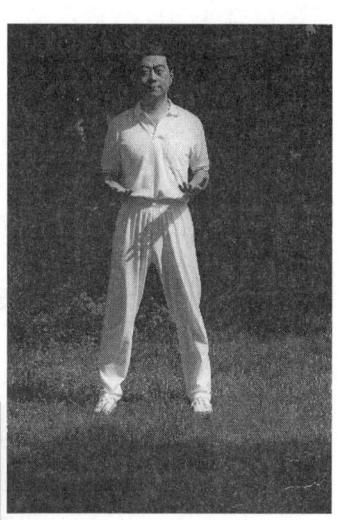

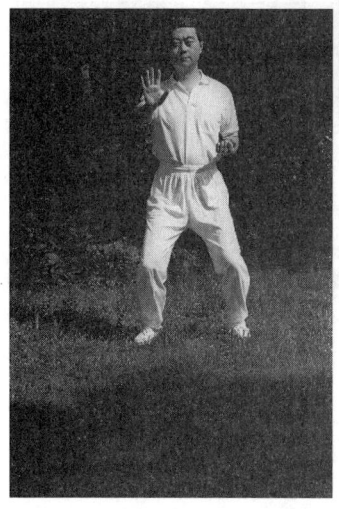

Kniegelenke werden dabei ganz locker gehalten.

3. Führen Sie beide Hände langsam und fließend von unten nach oben bis zur Taillenhöhe, wobei Sie nur die Unterarme bewegen, so daß zwischen Oberarm und Unterarm fast ein rechter Winkel entsteht.

Die Handflächen weisen nach oben und haben so eine Verbindung mit dem Himmel. Stellen Sie sich vor, daß das Qi von außen als Luft, Dampf auf die Handflächen einwirkt. So wird ein Gefühl der Energiekonzentration und -steigerung in den Laogong-Punkten erzeugt.

4. Schließen Sie die Hände zu einer lockeren Faust, und verharren Sie etwa eine Minute in dieser Stellung.

5. Öffnen Sie langsam die rechte Faust. Die Handfläche hat wieder eine Verbindung mit dem Himmel. Die Handfläche wird nun langsam nach vorne gedreht.

6. Schieben Sie die Hand langsam nach vorne, beugen Sie gleichzeitig die Knie. Das Handgelenk bleibt locker. Sie spüren in der Handfläche einen leichten Widerstand, als ob Sie Wasser oder Luft wegdrückten.

7. Drehen Sie die Handfläche langsam wieder nach oben, und lenken Sie die Aufmerksamkeit auf die Qi-Bewegung. Vom Laogong-Punkt aus verbreitet sich die Wärme über die ganze Hand und strömt über den Innenarm, die rechte Schulter und den rechten Nacken zur Halswirbelsäule, von dort nach unten über die Innenseite des rechten Beines zum Yongchuan-Punkt, das ist der Mittelpunkt der Fußsohle.

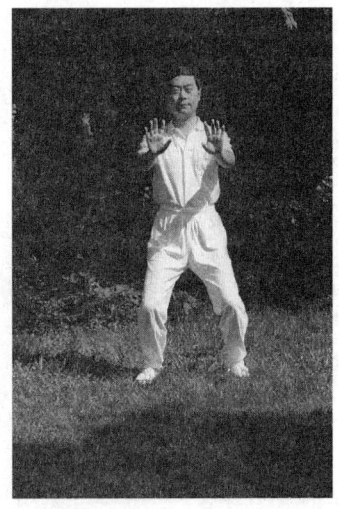

8. Bringen Sie die Hand wieder neben die Taille, und schließen Sie sie zu einer lockeren Faust, strecken Sie gleichzeitig die Knie wieder langsam.

9. Führen Sie die ganze

Übung nun mit der linken Hand aus! Das Qi strömt nun über den linken Arm die Wirbelsäule hinunter zum Yongchuan-Punkt des linken Fußes.

10. Führen Sie nun die Übung mit beiden Händen gleichzeitig aus. Das Qi kreist jetzt im ganzen Körper.

11. Öffnen Sie die zu einer lockeren Faust geschlossenen Hände langsam, drehen Sie die Handflächen nach unten, senken Sie die Hände langsam zur Ausgangsposition, und ziehen Sie den linken Fuß an.

Wirkungsbereich
Hilfe bei Muskelverspannungen, Gefäßerkrankungen der Beine, Leber- und Nierenerkrankungen.

DRITTE ÜBUNG

Übungsablauf
1. Sie stehen in der Ausgangsposition. Lenken Sie die Qi-Konzentration in die Laogong-Punkte und in den Dantian-Punkt.
2. Legen Sie die Hände auf den Körper. Hierbei gibt es zwei Möglichkeiten:
a) Sie legen die Hände auf den vorderen Taillenbereich, Daumen und Fingerspitzen weisen in Richtung Magen.

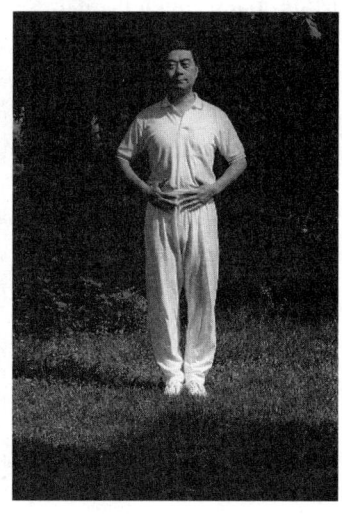

b) Sie legen die Hände auf dem Bauch übereinander. Die linke Hand liegt oben und hat Verbindung mit dem Magen, die rechte Hand liegt darunter und hat Verbindung mit dem Dantian.

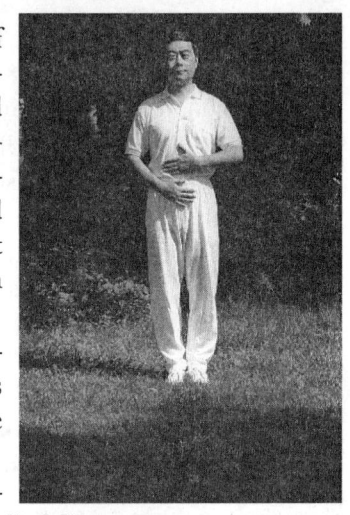

3. Drehen Sie den Oberkörper langsam nach links und blicken Sie über die Schulter nach hinten.

4. Drehen Sie den Oberkörper langsam wieder in die Mitte.

5. Wiederholen Sie die Übung seitenverkehrt.

6. Wiederholen Sie die Bewegung abwechselnd mehrere Male nach beiden Seiten, bis Sie die Wärme des Qi im Nacken und Kopf deutlich wahrnehmen.

7. Zum Schluß lösen Sie die Hände langsam vom Körper und senken sie nach unten zur Ausgangsstellung.

Wirkungsbereich
Hilfe bei Kopfschmerzen und Muskelverspannungen des Nackens.

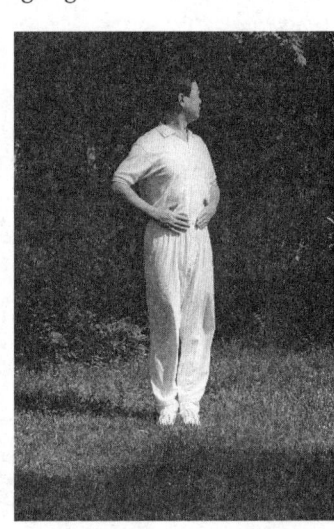

Vierte Übung

Übungsablauf
1. Sie stehen in der Ausgangsposition mit geschlossenen Füßen. Konzentrieren Sie das Qi-Gefühl in den Laogong-Punkten und im Dantian.
2. Setzen Sie den linken Fuß langsam in Schulterbreite nach links.
3. Führen Sie die Arme seitlich vom Körper weg nach oben wie ein Vogel, der seine Flügel ausbreitet. Die Handgelenke sind ganz locker, die Handflächen weisen zu Boden.

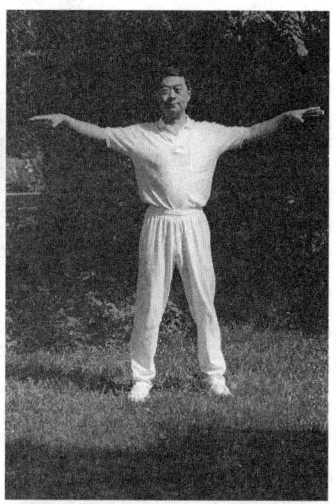

4. Wenn Ihre Arme eine waagerechte Position erreicht haben, drehen Sie die Hände langsam mit lockeren Handgelenken, bis die Handflächen nach oben weisen. – Verharren Sie eine Zeitlang in dieser Position.
5. Führen Sie die Arme langsam und fließend über den Kopf. Die Handflächen sind einander zugekehrt. – Verbleiben Sie

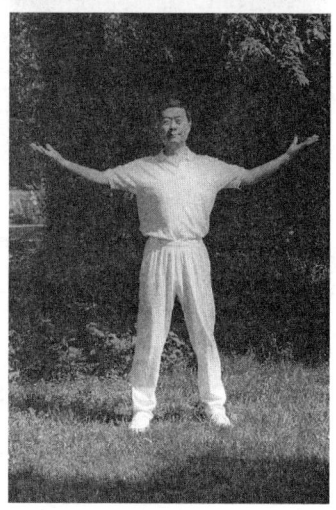

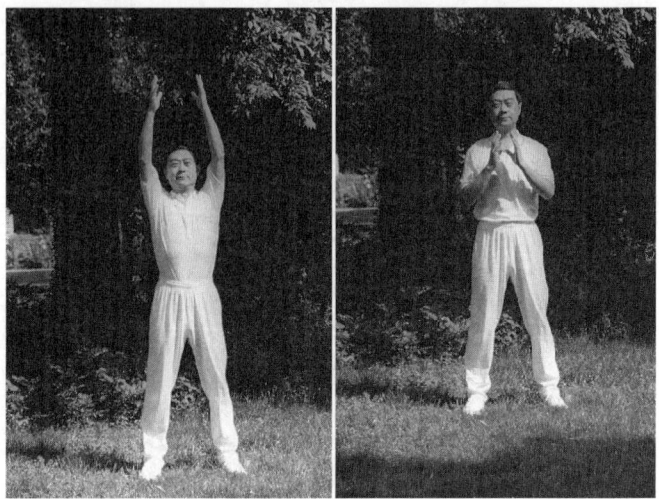

einige Zeit in dieser Position. – Das Qi wird intensiv in den Laogong-Punkten und im Dantian wahrgenommen.

6. Senken Sie die Hände mit einander zugekehrten Handflächen langsam bis vor die Brust, und verharren Sie eine Zeitlang in dieser Stellung.

7. Zum Schluß senken Sie die Hände langsam zur Ausgangsposition und ziehen den linken Fuß wieder an.

Wirkungsbereich
Schultern, Arme, Lunge, Herz.

Fünfte Übung

Übungsablauf
1. Sie stehen mit geschlossenen Füßen in der Ausgangsposition. Konzentrieren Sie die Qi-Empfindung in den Laogong-Punkten.
2. Setzen Sie den linken Fuß langsam in Schulterbreite nach links.
3. Bringen Sie den linken Arm in einem rechten Winkel so vor den Körper, daß der Unterarm an der Taille und die Hand mit der Handfläche nach oben unter der rechten Brust liegt. Führen Sie gleichzeitig den rechten Arm senkrecht nach oben über den Kopf, die Handfläche weist zur Seite.
4. Strecken Sie den rechten Arm höher und höher. Lenken Sie hierbei das Qi vom Dantian aus über den Rücken die Wirbelsäule hoch in den gestreckten Arm bis in die Fingerspitzen.
5. Sobald das Qi deutlich als pulsierende Wärme in

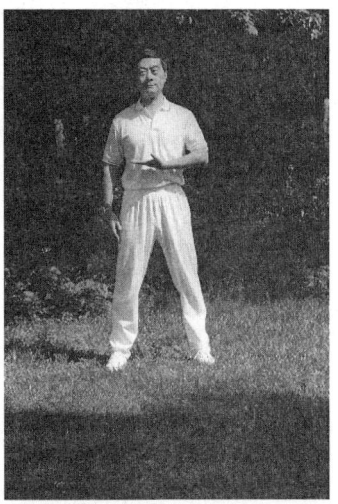

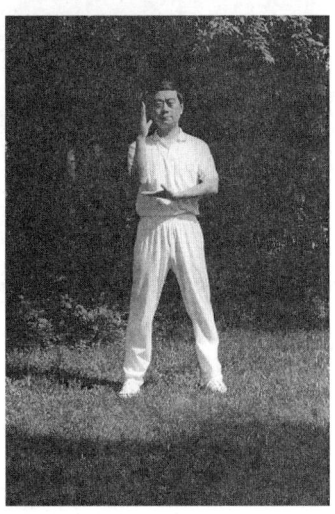

der ganzen Hand wahrgenommen wird, müssen folgende Bewegungen gleichzeitig und sehr schnell erfolgen:

a) Die rechte Hand wird zur Faust geballt, die Muskeln werden angespannt, um Kraft in Arm und Hand zu konzentrieren.

b) Während Sie vom Bauch aus mit einem kehligen Ha-Laut den Atem ausstoßen, sto-

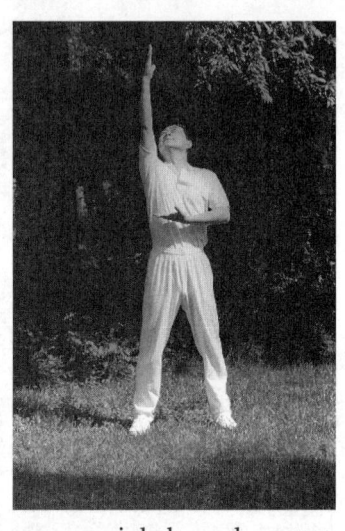

ßen Sie den rechten Arm angewinkelt nach unten, als ob Sie einen Stein zertrümmern wollten, bis die Ellenbogenspitze des rechten Armes in der Handfläche der unverändert gebliebenen linken Hand liegt.

c) Bei dieser Schlagbewegung nimmt der Körper die Reitersitzposition ein, als ob er durch die Kraft des Stoßes nach unten gedrückt worden wäre. – Verweilen Sie in dieser Endposition etwa eine halbe Minute. – Das Qi wird bei dieser schlagartigen Bewe-

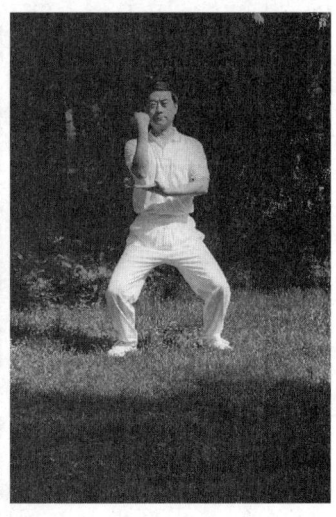

gung nicht als ruhiger Energiefluß, sondern als plötzlicher Stromstoß empfunden, welcher nach unten gerichtet ist. Hierbei wird Ihnen der Schweiß ausbrechen.

6. Heben Sie beide Hände mit einander zugekehrten, etwa fünf Zentimeter voneinander entfernten Handflächen vor das Gesicht, und strecken Sie gleichzeitig die Beine wieder.

7. Senken Sie die Hände langsam zur Ausgangsposition, und ziehen Sie den linken Fuß wieder an.

8. Wiederholen Sie die Übung seitenverkehrt und anschließend im Wechsel so lange, bis der ganze Körper warm ist.

Wirkungsbereich
Diese Übung stärkt den ganzen Körper

Sechste Übung

Übungsablauf
1. Sie stehen wie zu Beginn jeder Übung in der Ausgangsposition mit geschlossenen Füßen.
Konzentrieren Sie sich auf die Qi-Empfindung in den Laogong-Punkten.
2. Stellen Sie das linke Bein langsam angewinkelt nach vorne, das rechte Bein ist nach hinten gestreckt. Führen Sie die linke Hand neben die Taille

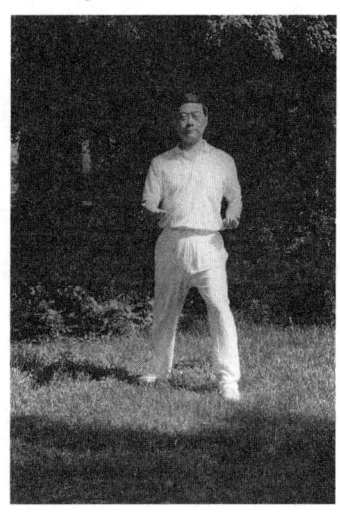

und schließen Sie die Hand zu einer lockeren Faust. Strecken Sie den rechten Arm mit der Handfläche nach oben nach vorne, bis er etwa einen Winkel von 45° zum Körper einnimmt. Das Ellenbogengelenk bleibt locker, wird also nicht ganz durchgedrückt.

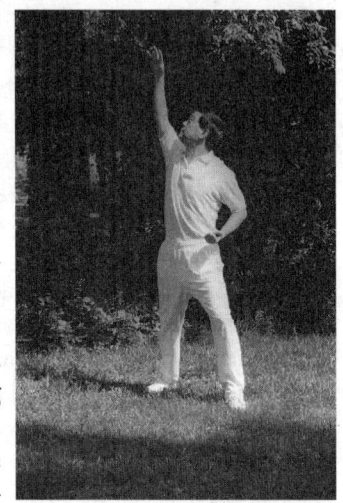

3. Führen Sie den rechten Arm in gestreckter Haltung langsam über den Kopf. Drehen Sie die Handfläche dann nach hinten, und führen Sie den gestreckten Arm in einer Kreisbewegung nach hinten, nach unten und wieder nach vorne, bis er wieder vor den Körper gestreckt ist und die Handfläche nach oben weist.

4. Ziehen Sie das linke Bein wieder an, senken Sie danach die Hände langsam nach unten.
5. Wiederholen Sie die Übung seitenverkehrt.
6. Wiederholen Sie die Übung im Wechsel sechs- bis achtmal.

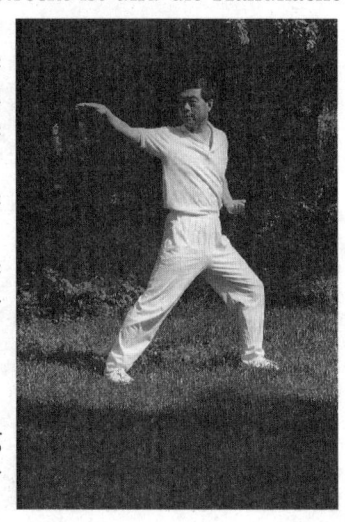

Wirkungsbereich
Entspannende Wirkung auf Schulter- und Nackenbereich.

Siebte Übung

Übungsablauf
1. Sie stehen in der Ausgangsposition mit geschlossenen Füßen. – Konzentrieren Sie sich auf das Qi-Gefühl in den Laogong-Punkten.
2. Setzen Sie den linken Fuß langsam in Schulterbreite nach links.
3. Strecken Sie beide Arme langsam mit einander zugekehrten Handflächen nach vorne, lassen Sie die Ellenbogen dabei aber locker. Verweilen Sie etwa eine halbe Minute in dieser Stellung, und konzentrieren Sie die Aufmerksamkeit auf das Qi in den Laogong-Punkten.

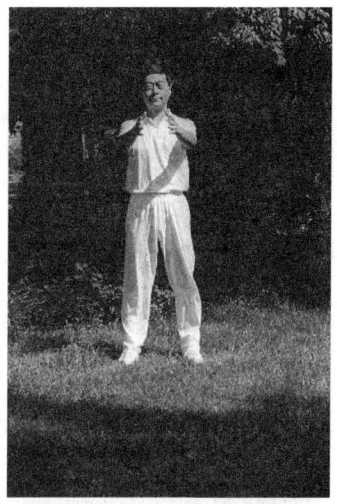

4. Breiten Sie die Arme flügelartig mit lockeren Handgelenken aus, bis sie sich seitlich vom Körper befinden. Die Brust wird hierbei leicht vorgewölbt, der Bauch leicht eingezogen. Schultern und Arme sind in entspannter Hal-

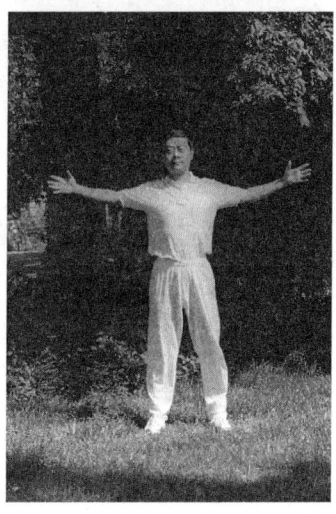

tung. Verbleiben Sie etwa eine halbe Minute in dieser Stellung.
5. Führen Sie beide Hände langsam zurück, so daß die Handflächen sich wieder ca. fünf Zentimeter voneinander entfernt einander gegenüber befinden. Verharren Sie wieder für etwa eine halbe Minute in dieser Position.
6. Wiederholen Sie diese Armbewegung dreimal. Führen Sie dann beide Hände langsam nach unten zur Ausgangsstellung, und ziehen Sie danach den linken Fuß an.
7. Setzen Sie den rechten Fuß langsam in Schulterbreite nach rechts, und wiederholen Sie die Übung.
8. Senken Sie die Arme, und ziehen Sie den rechten Fuß an.
9. Wiederholen Sie diese Übung dreimal im Wechsel.
Der Qi-Energiefluß bewegt sich bei dieser Übung von den Händen, welche die pulsierende Wärme bis in die Fingerspitzen fühlen, über die Innenseiten der Arme bis zu den Schultern und dem Nacken.

Wirkungsbereich
Die Übung hilft bei Engegefühl im Brustbereich, Verspannungen im Nacken- und Schulterbereich, bei Beschwerden in Hals und Lunge.

Achte Übung

Übungsablauf
1. Sie stehen mit geschlossenen Füßen in der Ausgangsposition. Konzentrieren Sie die Qi-Empfindung in den Laogong-Punkten.
2. Setzen Sie den linken Fuß langsam in Schulterbreite nach links.

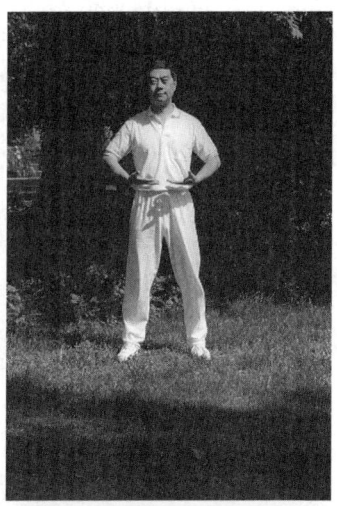

3. Heben Sie beide Hände mit einer kleinen Kreisbewegung von hinten nach vorne vor den Bauchnabel. Die Handflächen weisen nach oben, die Fingerspitzen zueinander, berühren sich aber nicht. Verharren Sie in dieser Stellung eine Zeitlang. Stellen Sie in Ihrer Vorstellung eine Verbindung der Hände mit dem Himmel her, bis Sie ein Gefühl der Leichtigkeit, eine hebende Kraft spüren.
4. Heben Sie beide Hände langsam vor dem Körper nach oben in Yang-Richtung. Ungefähr in Schulterhöhe drehen Sie die

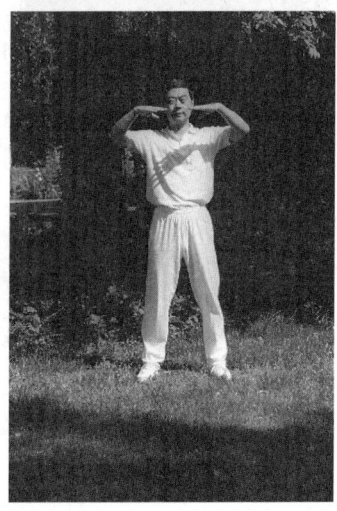

Hände langsam, so daß die Handflächen nach unten zur Erde gerichtet sind. Die Hände befinden sich jetzt etwa vor der Gesichtsmitte. Sie spüren eine schwer machende, nach unten in Yin-Richtung ziehende Erdkraft.

5. Führen Sie beide Hände langsam in Yin-Richtung bis zur Ausgangsposition zurück.

6. Wiederholen Sie diese Übung etwa sechsmal.

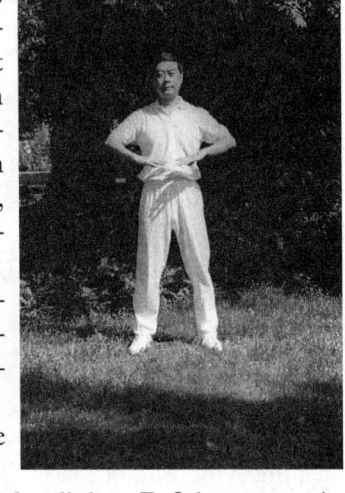

7. Ziehen Sie zum Schluß den linken Fuß langsam wieder an.

Wirkungsbereich
Schultern, Nacken, Hals, Lunge, Herz.

Neunte Übung

Übungsablauf

1. Sie stehen in der Grundstellung. Konzentrieren Sie die Qi-Empfindung in den Laogong-Punkten.
2. Setzen Sie den linken Fuß in Schulterbreite langsam nach links.
3. Breiten Sie die Arme zur Seite aus, und führen Sie die Hände langsam und fließend in einem großen Kreis über den Kopf. Die Handflächen zeigen nach unten, die Fingerspitzen berühren sich fast.

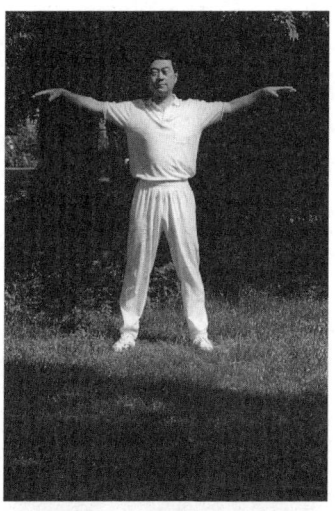

4. Drehen Sie die Hände langsam so, daß die Handflächen jetzt zum Himmel weisen, beugen Sie gleichzeitig leicht die Knie. Verweilen Sie in dieser Stellung etwa zwei Minuten. – Wenn die Arme erhoben sind, fließt das Qi von den Händen über die Innenseite der Arme zum Nacken, dann die Wirbelsäule hinunter über Gesäß, Innenseiten der

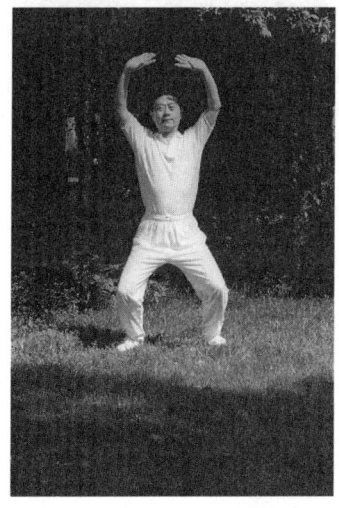

Beine zu den Yongchuan-Punkten der Fußsohlen. So entsteht eine Verbindung zur Erde.

5. Führen Sie die Arme mit den Handflächen nach außen seitlich nach unten, bis die Ausgangsposition wieder erreicht ist, strecken Sie gleichzeitig die Knie.
6. Ziehen Sie den linken Fuß wieder an.
7. Setzen Sie den rechten Fuß in Schulterbreite nach rechts, und wiederholen Sie die Übung.
8. Wiederholen Sie die Übung im Wechsel sechsmal.

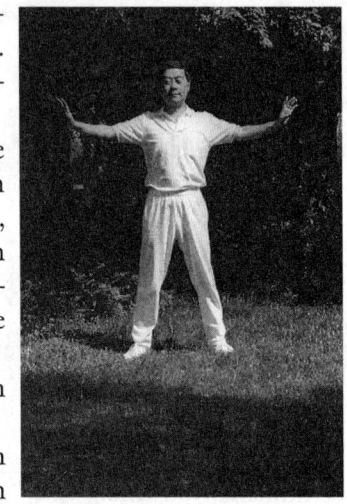

Wirkungsbereich
Wirbelsäule, Rücken, Schultern, Nieren.

Zehnte Übung

Übungsablauf
1. Sie nehmen die Grundstellung ein und konzentrieren sich auf die Qi-Empfindung in den Laogong-Punkten.
2. Setzen Sie den linken Fuß langsam in Schulterbreite nach links.
3. Führen Sie beide Arme vor dem Körper seitlich nach rechts, die rechte Handfläche weist nach unten, die linke Handfläche nach oben. Der rechte Arm ist fast ausgestreckt, der linke angewinkelt. Verlagern Sie gleichzeitig mit lockeren Kniegelenken das Körpergewicht auf den rechten Fuß. Verweilen Sie ein bis zwei Minuten in dieser Stellung. Konzentrieren Sie dabei die Qi-Empfindung in den Laogong-Punkten.
4. Schwingen Sie beide Arme von rechts nach links. Dabei wechselt die Stellung der Handflächen: die rechte Handfläche

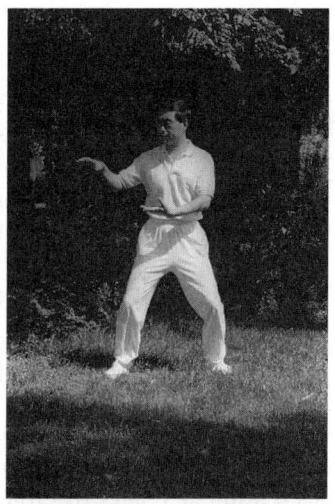

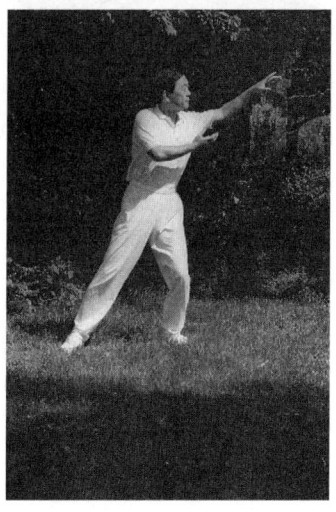

zeigt jetzt nach oben, die linke nach unten. Das Körpergewicht wird auf den linken Fuß verlagert.

5. Schwingen Sie in dieser Art die Arme mit lockeren Handgelenken hin und her. Steigern Sie die Intensität der Bewegung nach und nach. Die Schwünge werden immer weiter und höher, dann dreht sich der Oberkörper in Richtung der Armbewegung. Schließlich wird bei den weiten, 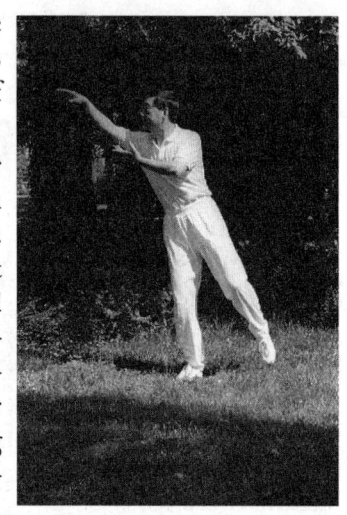 hohen Schwüngen jeweils derjenige Fuß angehoben, auf dem kein Gewicht liegt. So erfaßt die wiegende Bewegung nach und nach den ganzen Körper.

Das Qi fließt im Wechsel wie ein Strom vom Laogong-Punkt des gestreckten Armes über die Innenseite des Armes, über Schulter, Wirbelsäule, Innenseite des Beines zum Yongchuan-Punkt des entsprechenden Fußes.

6. Lassen Sie die Bewegung langsam auslaufen, bis sie schließlich zur Ruhe kommt und der rechte Arm nach rechts ausgestreckt ist und der linke angewinkelt vor dem Körper liegt.

7. Ziehen Sie den linken Fuß an, und führen Sie dann beide Hände langsam nach unten.

8. Diese Übung dauert etwa zehn Minuten.

Wirkungsbereich
Kreislauf, Blutdruck, innere Organe.

Elfte Übung

Übungsablauf
1. Sie stehen ruhig und entspannt mit geschlossenen Füßen in der Grundstellung. Konzentrieren Sie sich auf die Qi-Empfindung in den Laogong-Punkten.
2. Führen Sie beide Hände langsam mit den Handflächen so vor den Bauch, daß die linke Hand oberhalb der rechten liegt, wobei die linke Hand Verbindung mit dem Magen, die rechte Verbindung mit

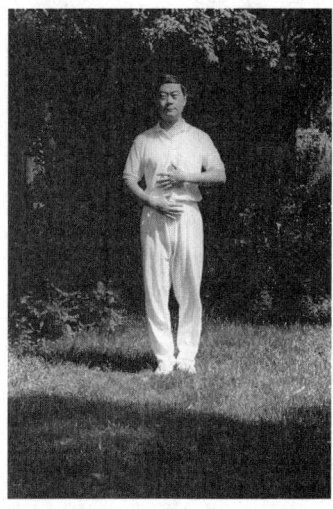

dem Dantian hat. Verharren Sie etwa zwei bis drei Minuten in dieser Stellung, und konzentrieren Sie sich auf die Wärme, die von Ihren Händen auf den Bauch ausstrahlt.
3. Wechseln Sie die Handstellung nun langsam, so daß die rechte Hand nun oberhalb der linken liegt. Wiederholen Sie diesen rotierenden Wechsel mehrmals.
4. Führen Sie beide Hän-

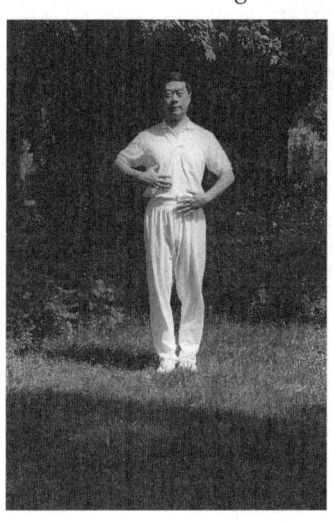

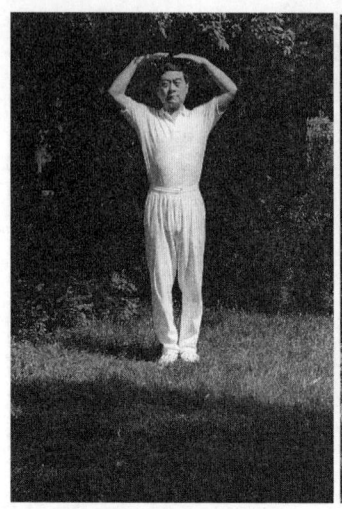 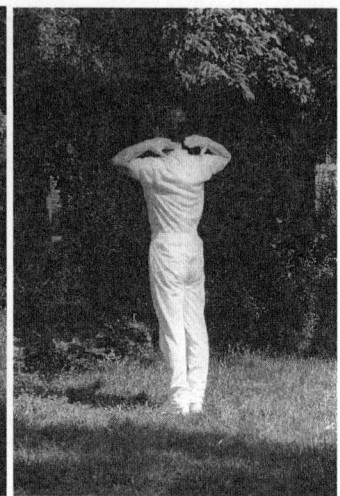

de in Taillenhöhe vor den Körper. Die Fingerspitzen weisen zueinander, wobei die Spitzen der Mittelfinger etwa ein bis zwei Zentimeter voneinander entfernt sind. Führen Sie die Hände nun in einigen Zentimetern Abstand voneinander entfernt nach oben über Magen, Brust, Hals, Gesicht, Kopf, Nacken und Schultern, von dort unter den Achseln durch zur Wirbelsäule. Führen Sie dann die Hände mit den Handflächen zum Körper die Wirbelsäule hinunter über das Gesäß, die Rückseite der Beine entlang bis zu den Fersen und gehen Sie hierbei langsam in die Hocke,

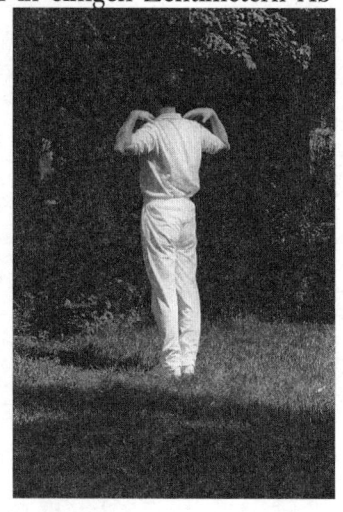

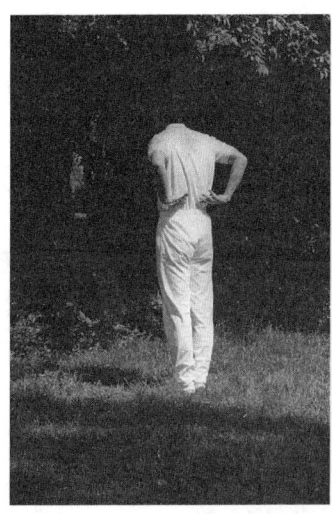
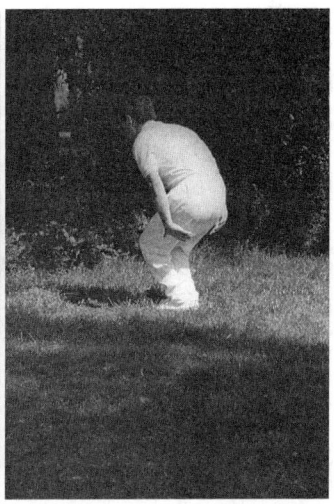

wobei die Füße mit der ganzen Sohle am Boden haften bleiben. Ruhen Sie zwei Minuten in dieser Stellung.

5. Bewegen Sie beide Hände von den Fersen zu den

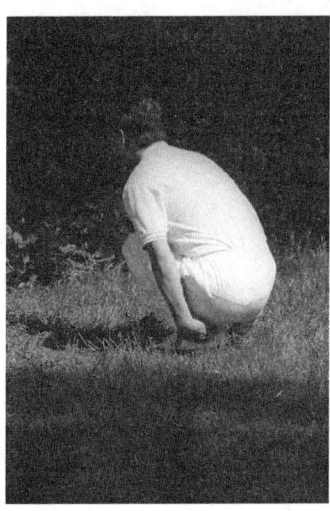

Vorderfüßen. Führen Sie nach etwa einer Minute Verweildauer in dieser Stellung die Hände über die Schienbeine, Knie, Oberschenkel zum Bauch, und legen Sie sie übereinander wie zu Anfang der Übung. Lösen Sie dabei gleichzeitig die Hockstellung wieder auf.

6. Verharren Sie etwa drei Minuten in dieser Stellung, und konzentrieren Sie sich auf die Wärme-

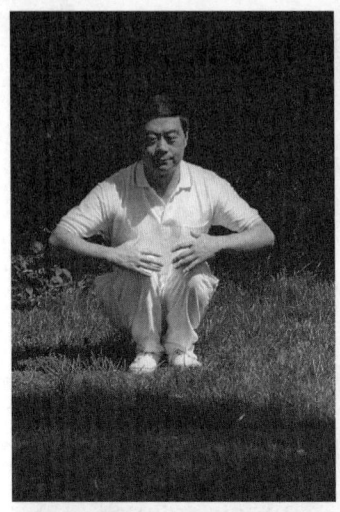
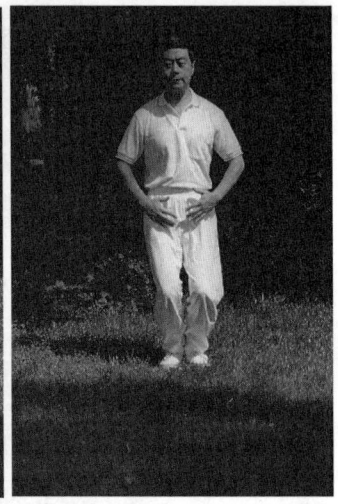

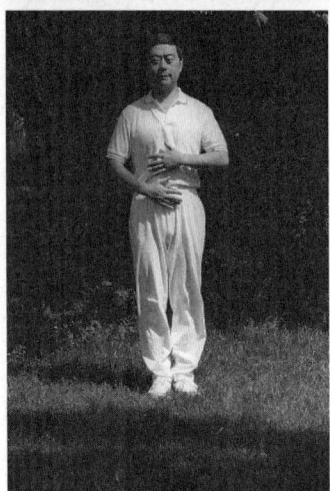

empfindung in den Händen und im Bauch. Senken Sie dann beide Hände nach unten zur Ausgangsposition.

Wirkungsbereich
Stärkend für den ganzen Körper.

Zwölfte Übung

Diese Übung ist komplexer als die bisher beschriebenen Übungen. Sie läßt sich in drei Sequenzen einteilen.

Übungsablauf für die erste Sequenz

1. Sie stehen mit geschlossenen Füßen in der Grundstellung. Konzentrieren Sie sich auf die Qi-Empfindung in den Laogong-Punkten.
2. Setzen Sie den linken Fuß langsam in Schulterbreite nach links.
3. Heben Sie beide Arme langsam nach vorne in Schulterhöhe. Die Handflächen weisen nach unten. Die Handgelenke werden ganz locker gehalten, so daß die Hände bei der Hebung der Arme leicht nach unten abgewinkelt sind.
4. Senken Sie beide Arme langsam und fließend zur Ausgangshaltung. Die Hände heben sich dabei

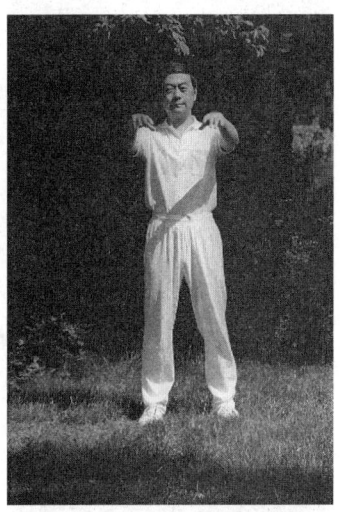

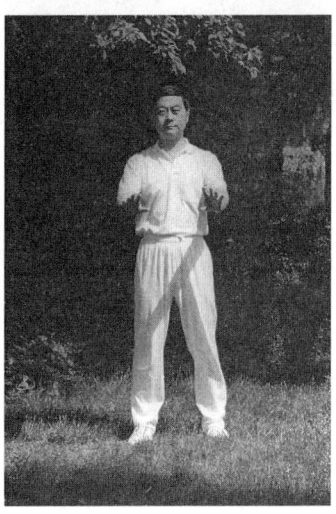

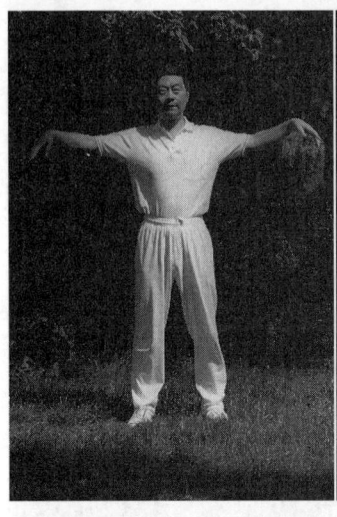 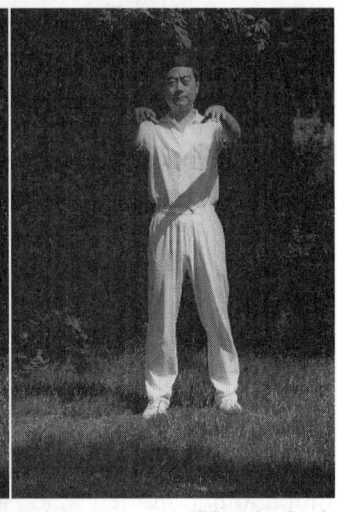

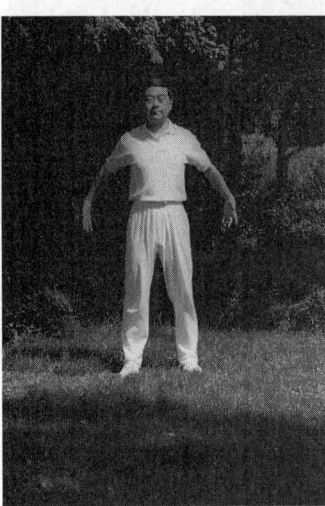

leicht vom Handgelenk aus nach oben.

5. Wiederholen Sie diese Bewegung mehrere Male.

6. Heben Sie beide Arme zur Seite bis in Schulterhöhe. Die Handgelenke sind ganz locker, wie oben beschrieben.

7. Beginnen Sie jetzt mit einer sich steigernden Bewegung der Hände und Arme wie folgt:

a) Bewegung der Finger
b) Hände vom Handgelenk aus auf und ab bewegen
c) Arme mit lockeren

Handgelenken wie Flügel nach oben und unten bewegen
d) Schultern und Nacken mit bewegen
e) Zur Ruhe kommen und die Arme langsam zur Ausgangsposition senken

8) Führen Sie die Unterarme in einer kleinen Kreisbewegung zur Seite, nach hinten und wieder nach vorne. Drehen Sie dabei die Hände vom Handgelenk aus locker, bis die Handflächen nach oben zeigen. Heben Sie dann in fließendem Übergang die Arme in Brusthöhe. Verharren Sie in dieser Stellung etwa eine halbe Minute.

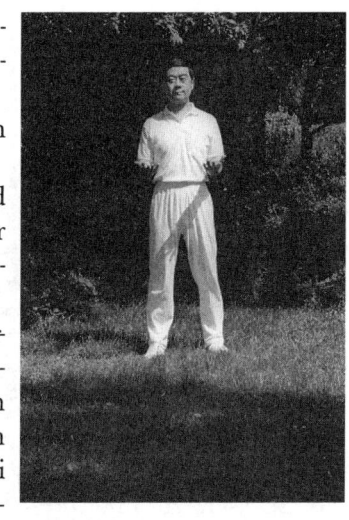

9. Drehen Sie die Handflächen nach unten, und senken Sie die Arme langsam in die Ausgangsposition.

Übungsablauf für die zweite Sequenz

1. Heben Sie beide Arme nach vorne bis in Schulterhöhe. Die Handflächen weisen nach unten.

2. Heben und senken Sie die Hände vom Handgelenk aus fließend mehrere

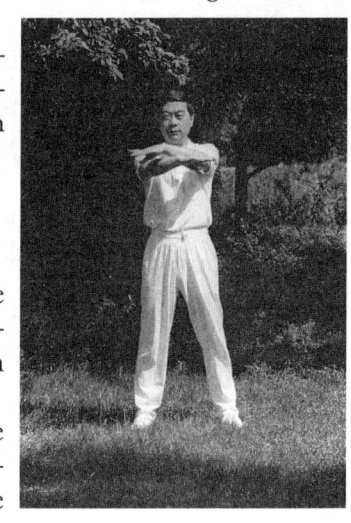

Male, die Unterarme bewegen sich dabei leicht mit.

3. Halten Sie die Bewegung kurz an, wenn die Hände in horizontaler Position sind. Führen Sie dann mit den Armen horizontal kreisende Bewegungen von innen nach außen aus. Die Handflächen weisen dabei nach unten.

4. Drehen Sie den Körper langsam nach rechts, ohne das Kreisen zu unterbrechen. Setzen Sie gleichzeitig den rechten Fuß vor, und beugen Sie das rechte Knie. Das Körpergewicht wird dabei auf den rechten Fuß verlagert. Das linke Bein ist nach hinten gestreckt, der linke Fuß steht ohne Gewicht mit der ganzen Sohle auf dem Boden.

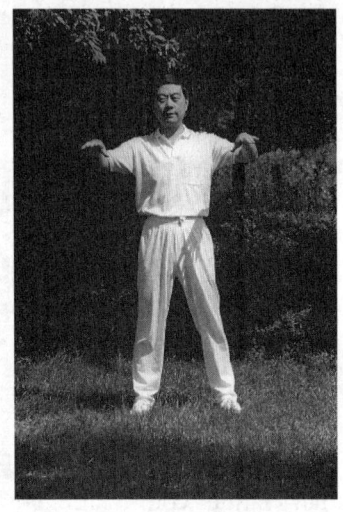

5. Führen Sie während des Armkreisens wiegende Bewegungen mit den Beinen aus. Wenn Sie die Arme nach vorne strecken, beugen Sie das rechte Knie und bewegen sich dadurch mit dem ganzen Oberkörper nach vorne. Das Körpergewicht ruht, wie oben beschrieben, auf

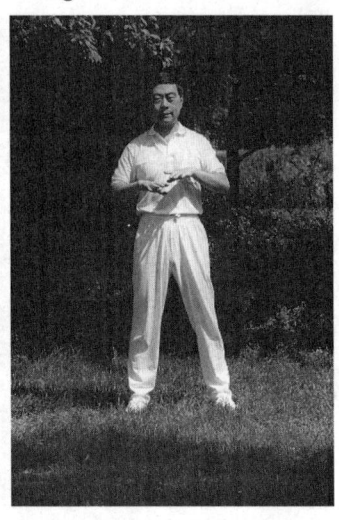

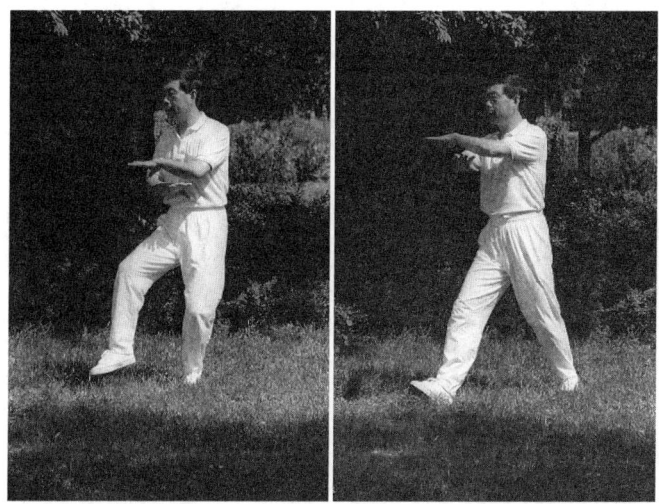

dem rechten Fuß. Wenn Sie den Arm im Kreis zurückführen, verlagern Sie das Körpergewicht auf den linken Fuß. Das linke Bein ist jetzt im Knie angewinkelt, der

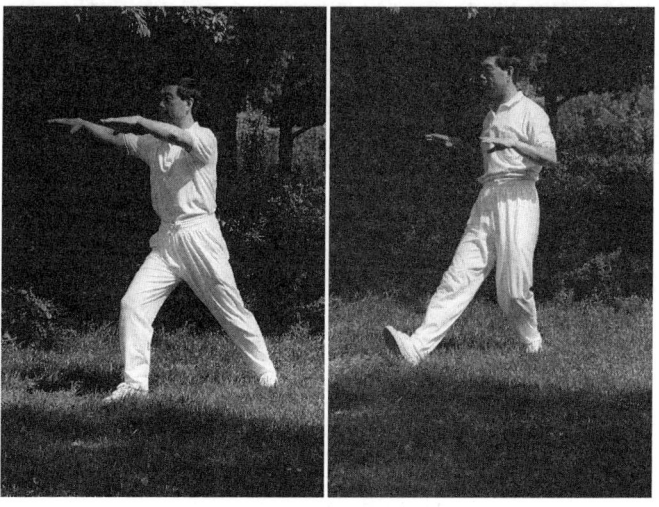

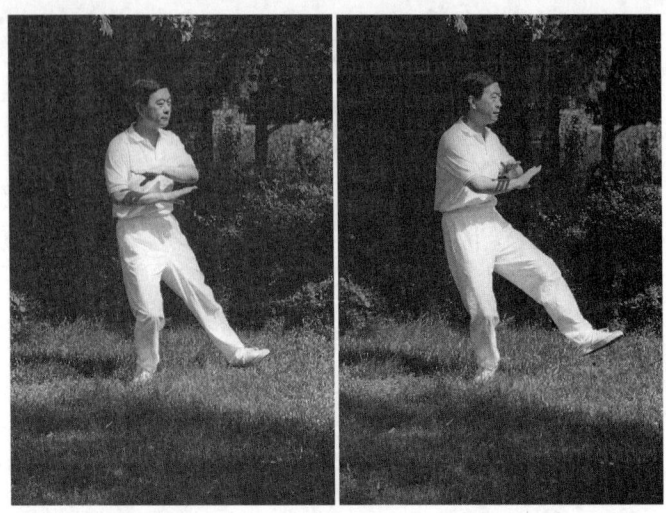

Oberkörper bewegt sich zurück. Das rechte Bein ist gestreckt, der Fuß haftet nur mit der Ferse am Boden, während die Fußspitze angehoben wird.

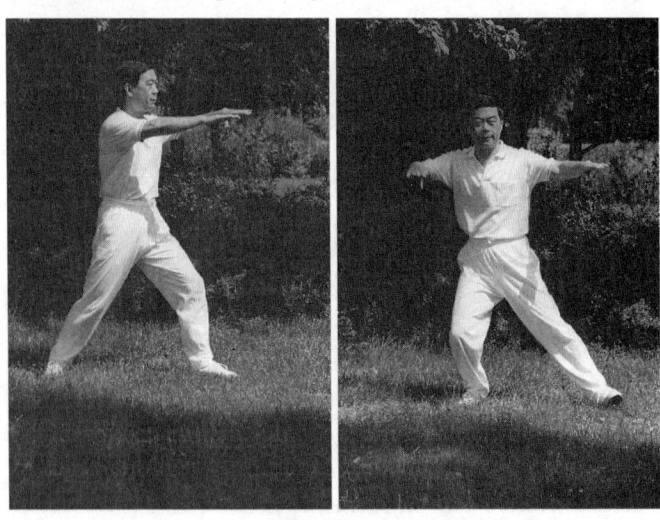

6. Nach etwa sechsmaligem Kreisen der Arme von innen nach außen wechseln Sie die Richtung und kreisen jetzt von außen nach innen. Der Körper bewegt sich, wie oben beschrieben, entsprechend den Armbewegungen vor und zurück.

7. Drehen Sie während des Kreisens den Körper langsam nach links. Wenn der linke Fuß ohne Gewicht ist, wird er angehoben und vorgesetzt. Die Bewegung wird jetzt spiegelbildlich zu der oben beschriebenen Figur ausgeführt.

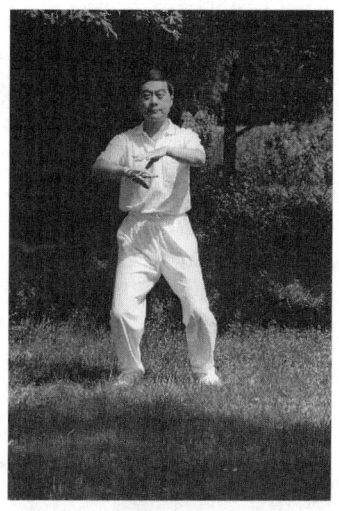

8. Drehen Sie nach sechsmaligem Kreisen den Oberkörper langsam wieder in die Mitte, und setzen Sie den linken Fuß zurück in Schulterbreite. Die Kreisbewegung der Arme wird bei diesem Positionswechsel nicht unterbrochen. In einem fließenden Übergang beginnen Sie mit den Bewegungen der dritten Sequenz.

Übungsablauf für die dritte Sequenz

1. Beenden Sie die Kreisbewegung, wenn die Arme nach vorne gestreckt sind, und bewegen Sie die Hände vom lockeren Handgelenk aus nach oben und unten. Die Handflächen weisen hierbei nach unten.

2. Beenden Sie die Handbewegungen, und beugen Sie den Oberkörper langsam nach vorne. Der Rücken wird dabei gerade gehalten und bildet eine Linie mit dem Kopf. Die Knie sind leicht gebeugt und locker im Gelenk. Führen Sie gleichzeitig mit der Beugung des Körpers die Arme am Körper vorbei so hoch wie möglich nach hinten. Die Handflächen weisen hinter dem Rücken nach oben. Verweilen Sie eine Zeitlang in dieser Position.

3. Richten Sie den Körper langsam wieder auf. Bewegen Sie die Arme gleichzeitig nach vorne, und winkeln Sie die Unterarme so an, daß die Hände mit den Fingerspitzen nach oben und einander zugekehrten Hand-

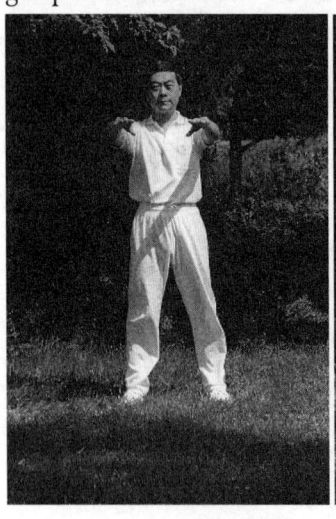
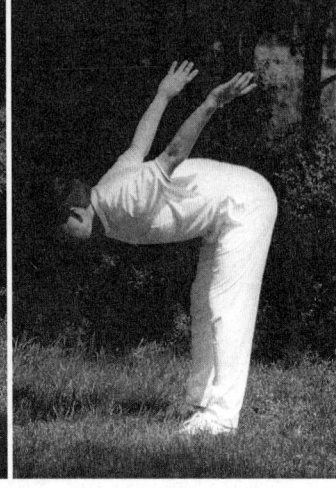

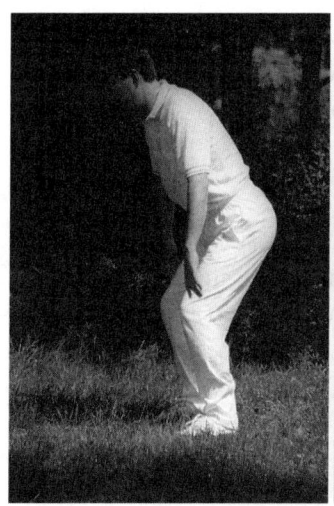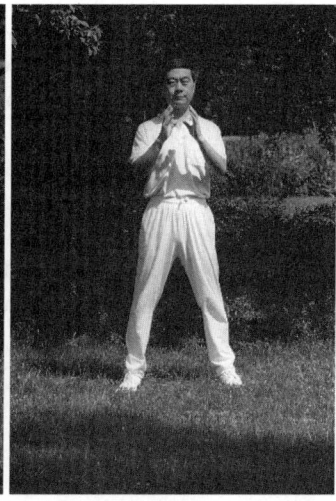

flächen (etwa 5 cm voneinander entfernt) vor den Hals-Brust-Bereich gelangen. Verharren Sie in dieser Stellung etwa zwei Minuten. Lenken Sie dabei Ihre besondere Konzentration auf die Qi-Empfindung in den Laogong-Punkten. Führen Sie die Hände langsam nach unten, und ziehen Sie den linken Fuß an.

QI-Wahrnehmung

Anfänger sollten sich bei dieser Übung auf den »kleinen Kreislauf« des Qi konzentrieren. Der Energiestrom geht von den Laogong-Punkten aus und bewegt sich über die Innenseiten der Arme, Schultern, des Nackens und Kopfes zum Bai-Hui-Punkt, von dort über Gesichtsmitte, Hals und Arme zurück zu den Laogong-Punkten.

Es bedarf einer langen Übung, um auch den »großen Energiekreislauf« wahrzunehmen. Dieser führt über die

Wirbelsäule zum Dantian, von dort zu den Yongchuan-Punkten der Fußsohlen und fließt über die Innenseite der Beine, den Dantian-Punkt und die vordere Mittellinie des Körpers (Jen-Mai-Meridian) zu den Laogong-Punkten zurück.

Wirkungsbereich
Diese Übung hat vor allem eine gesundheitsfördernde Wirkung auf die inneren Organe wie Lunge, Herz, Magen, Nieren, Leber.

ECON ESOTERIK

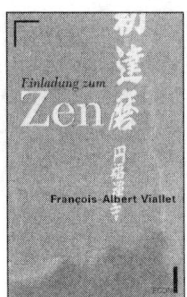 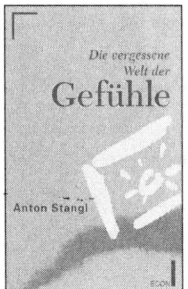 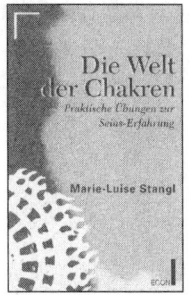

François-Albert Viallet
Einladung zum Zen
200 Seiten, TB 27980-7

Die aus dem Buddhismus stammende Zen-Meditationstechnik hat in den letzten Jahren eine immer größere Verbreitung in der westlichen Welt gefunden. Nur – wie übt man Zen? Und was bringt Zen im Alltag? François-Albert Viallet gibt in diesem Buch Antworten auf diese und viele weitere Fragen. Eine lebendige und informative Einführung in die Zen-Meditation.

Anton Stangl
Die vergessene Welt der Gefühle
176 Seiten, TB 27986-6

Die Welt, in der wir leben, ist oft geprägt von Zweckmäßigkeit, Sachlichkeit und kalter Logik. Der Psychologe Anton Stangl will uns mit diesem Buch zur wahren Natur des Menschen, der in erster Linie von seinen Erlebnissen und Intuitionen geleitet wird, zurückführen.

Marie-Luise Stangl
Die Welt der Chakren
Praktische Übungen zur Seins-Erfahrung
112 Seiten, TB 27982-3
Lizenz: ECON

Die Chakren sind die Energiezentren im Körper des Menschen. In diesem Buch stellt die Entspannungstherapeutin Marie-Luise Stangl diese Zentren und ihre Besonderheiten vor. Außerdem erklärt sie meditative Techniken, mit denen die Chakren positiv stimuliert werden können und der Mensch so ruhiger, ausgeglichener und sich selbst bewußter wird.

ECON TASCHENBÜCHER

ECON

ECON ESOTERIK

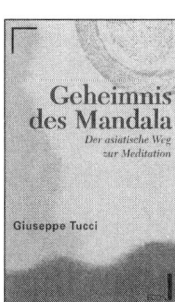

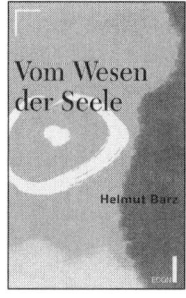

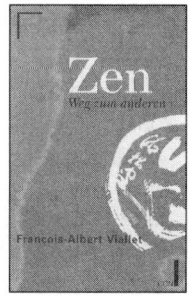

Giuseppe Tucci
Geheimnisse des Mandala
Der asiatische Weg zur Meditation
144 Seiten, TB 27981-5
Lizenz: ECON

In diesem Standardwerk stellt der Tibetologe Giuseppe Tucci das Mandala vor, eine abstrakte, bildhafte Darstellung der kosmischen Evolution und der psychischen Kraft. Anliegen des Autors ist es, die komplexe Philosophie des Mandala und der geheimnisvollen Kräfte, die nicht nur im Kosmos, sondern auch in uns selbst wirken, umfassend und leicht verständlich vorzustellen.

Helmut Barz
Vom Wesen der Seele
160 Seiten, TB 27985-8
Lizenz: ECON

Ist das, was wir „die Seele" nennen, in Wirklichkeit nichts weiter als ein Produkt physiologischer Vorgänge in der Großhirnrinde – oder hat sich das Phänomen Seele erst eine Großhirnrinde geschaffen? Der Psychotherapeut Helmut Barz versucht, diese Frage mit Hilfe der Lehre C. G. Jungs zu erklären. Außerdem enthält dieses Buch ein Kapitel über die häufigsten seelischen Erkrankungen und bietet Hilfestellung bei der Wahl eines Therapeuten.

François-Albert Viallet
Zen – Weg zum Anderen
168 Seiten, TB 27979-3

Zen bedeutet, frei übersetzt, Zustand tiefer Konzentration. Genauer gesagt ist Zen eine uralte, dabei aber immer wieder aktuelle Erkenntnis- und Meditationsmethode. In diesem Buch wird die alte japanische Lehre anhand konkreter Berichte über das Leben mit Zen, persönlicher Bekenntnisse und der Interpretation alter und neuer Texte klar, umfassend und leicht verständlich vorgestellt.

ECON TASCHENBÜCHER